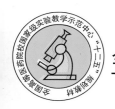

全国高等医药院校国家级实验教学示范中心"十二五"规划教材

供临床医学、基础医学、护理学、药学等专业使用

丛书主编 秦晓群

组织学与胚胎学实验

ZUZHIXUE YU PEITAIXUE SHIYAN

主 编 周 莉 齐亚灵
副主编 沙 鸥 梁 玉 赵 慧 钟南田
编 委 （以姓氏笔画为序）

冯先玲 （深圳大学医学院）　　　周 莉 （吉林大学白求恩医学院）

刘佳梅 （吉林大学白求恩医学院）　赵 慧 （吉林大学白求恩医学院）

齐亚灵 （海南医学院）　　　　　郝利铭 （吉林大学白求恩医学院）

芦志红 （天津医科大学）　　　　钟南田 （海南医学院）

李金茹 （天津医科大学）　　　　洪 灯 （海南医学院）

李树蕾 （吉林大学白求恩医学院）崔红梅 （天津医科大学）

沙 鸥 （深圳大学医学院）　　　梁 玉 （天津医科大学）

张彦慧 （海南医学院）　　　　　蓝永洪 （海南医学院）

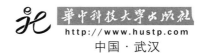

华中科技大学出版社
http://www.hustp.com
中国·武汉

内 容 简 介

本书是全国高等医药院校国家级实验教学示范中心"十二五"规划教材。

本书分为两篇三十四章,主要内容包括验证性实验和综合性实验。为方便双语教学和留学生全英教学,本书所有图题和图注均采用中英文对照,并在书后附有按章编排、配有国际音标的组织学与胚胎学专业英文词汇。

本书可供五年制和八年制临床医学、基础医学、护理学、医学检验等专业使用。

图书在版编目(CIP)数据

组织学与胚胎学实验/周　莉　齐亚灵　主编.—武汉:华中科技大学出版社,2013.8(2022.1 重印)
ISBN 978-7-5609-9043-9

Ⅰ.组…　Ⅱ.①周…　②齐…　Ⅲ.①人体组织学-实验-医学院校-教材　②人体胚胎学-实验-医学院校-教材　Ⅳ.R32-33

中国版本图书馆 CIP 数据核字(2013)第 114054 号

组织学与胚胎学实验　　　　　　　　　　　　　　　周　莉　齐亚灵　主编

策划编辑:陈　鹏
责任编辑:陈　鹏
封面设计:李　嫚
责任校对:马燕红
责任监印:周治超
出版发行:华中科技大学出版社(中国·武汉)
　　　　　武昌喻家山　　邮编:430074　　电话:(027)81321913
录　　排:华中科技大学惠友文印中心
印　　刷:湖北恒泰印务有限公司
开　　本:787mm×1092mm　1/16
印　　张:13.75
字　　数:348 千字
版　　次:2022 年 1 月第 1 版第 10 次印刷
定　　价:56.00 元

全国高等医药院校国家级实验教学示范中心
"十二五"规划教材编委会

主任委员　秦晓群

委　员（按姓氏笔画排序）

于　军　第四军医大学

马志健　海南医学院

马晓松　深圳大学医学院

王　军　首都医科大学

王迎伟　南京医科大学

王晓梅　深圳大学医学院

孙玉萍　新疆医科大学

吴雄文　华中科技大学同济医学院

吴　红　牡丹江医学院

宋高臣　牡丹江医学院

张　晓　成都医学院

张晓莉　牡丹江医学院

陈昌杰　蚌埠医学院

陈增保　新疆医科大学

罗自强　中南大学湘雅医学院

金宏波　哈尔滨医科大学

周代锋　海南医学院

秦晓群　中南大学湘雅医学院

高殿帅　徐州医学院

高国全　中山大学中山医学院

康　毅　天津医科大学

总　序

　　为了进一步推动高等学校加快实验教学改革,加强实验室建设,培养大学生的实践能力和创新精神,提高教育质量,更好地满足我国经济社会发展和创新型国家建设的需要,教育部于2005年5月启动了高等学校实验教学示范中心建设和评审工作。同时,要求各实验教学示范中心认真总结教学经验,凝练优质实验教学资源,加强实验教学研究,不断开拓创新,探索实验教学改革新思路,引领实验教学改革方向,为全国高等学校实验教学提供示范。在此质量工程实施过程中,一批优秀的国家级医学实验教学示范中心应运而生。

　　在医学基础课教学中,实验教学占有极其重要的位置,它在培养学生实际动手能力、综合分析问题和解决问题的能力以及科研创新能力等方面发挥着独特的作用。实验教材是实验教学的基础,也是实验教学改革的载体。但目前各高等学校的实验教材建设明显滞后,主要存在以下几个问题:①实验教材建设落后于理论教材,作为高等学校三大建设之一的教材建设多年来一直受到高度重视,但这里的教材建设一般是指理论教材的建设,而实验教材在大多数高等学校一直不受重视,实验教材大多是自编的实验指导,不能满足实验教学的需要;②实验教材没有形成自己的体系,许多实验教材只注重了与理论知识体系配套,而忽视了自身的系统性、科学性和完整性,成为理论教材的附属品,没有形成自己独立的教材体系,表现为实验课大多是为了配合理论课教学,偏重于验证理论,缺乏综合性与设计性的教学内容;③实验教材缺乏创新,表现为验证性实验偏多,缺乏设计性、综合性实验课题,验证性实验可以对学生强化课堂所学的理论知识起到积极作用,但不能充分激发学生的创造性思维,不能较好地培养学生分析问题、解决问题的能力,不利于学生综合素质、创新意识和创新能力的培养;④实验教材管理混乱,由于历史原因,高等学校实验教材在管理上较为混乱,缺少实验教材建设规划,也没有教材使用的统一要求,教材使用相对无序,既有本校教师编写的自印讲义、实验指导书,也有从校外选用的实验教材,从而导致了实验教学的随意性。

　　为了顺应高等医学教育实验教学改革的新形势和新要求,在认真、细致调研的基础上,在国家级实验教学示范中心医学组的专家们和部分示范院校领导的指导下,华中科技大学出版社组织了全国27所重点医药院校的近200位老师编写了这套全国高等医药院校国家级实验教学示范中心"十二五"规划教材。本套教材由12个国家级实验教学示范中心的教学团队引领,副教授及以上职称的老师占85%,教龄在20年以上的老师占70%。教材编写过程中,全体主编和参编人员进行了充分的研讨和细致的分工,各主编单位高度重视并大力支持教材的编写工作,编辑和主审专家严谨和忘我的工作,确保了本套教材的编写质量。

　　本套教材充分反映了各国家级实验教学示范中心的实验教学改革和研究的成果,教材编写体系和编写内容均有所创新,在编写过程中重点突出以下特点。

(1) 教材课程的设置分为三个模式,即传统型课程模式、整合型课程模式、创新型课程模式。

(2) 教材内容体现"三个层次",即基本训练(基础知识、基本技能训练)、综合型实验、研究型/创新型实验(以问题为导向的实验)。

(3) 既体现基础性,又具有先进性;既体现学科内涵和实验内容的更新,又反映新技术、新方法、新设备的现代实验技术和手段。

(4) 强调学生的自主性,加强创新能力培养。

本套教材得到了教育部国家级实验教学示范中心医学组和各院校的大力支持与高度关注,我们衷心希望这套教材能为高等医药院校实验教学体系改革作出应有的贡献,并能为其他院校的实验教学提供有益的借鉴和参考。我们也相信这套教材在使用过程中,通过教学实践的检验,能不断得到改进、完善和提高。

全国高等医药院校国家级实验教学示范中心"十二五"规划教材
编写委员会

前 言 *foreword*

　　本教材是国家级实验教学示范中心为全国高等医药院校临床医学、基础医学、护理学、药学等专业本科生和研究生编写的实验系列教材之一。组织学与胚胎学是一门非常重要的医学基础课程，其实验课是完成本课程教学的重要环节。近几年，各医药院校把注重传授知识和技能的教育理念逐步转变为注重培养学生自主学习和创新能力的教育理念。本教材的编写正是为适应这一变化而设计的。全书内容分为两篇：第一篇为验证性实验，以培养学生掌握本专业知识和基本技能为目的；第二篇为综合性实验，以培养学生学习兴趣、分析问题和解决问题的能力为目的。在验证性实验编写中，对本学科实验课所用的重要切片标本采用图文并茂的形式，选择高清晰光学显微镜和电子显微镜照片，配有详尽的文字描述，既能指导学生在课堂上使用光学显微镜学习，又能指导学生在课外使用数字虚拟显微系统学习，为学生自主学习提供最佳个性化学习条件。此外，为方便双语教学和留学生全英教学，所有图题和图注均采用中英文对照，并在书后附有按章编排、配有国际音标的组织学与胚胎学专业英文词汇。在综合性实验编写中，设计了十项适合于本科生操作的小实验，不同院校可依据自身教学条件选择使用。

　　本教材选用的光学显微镜照片（除标注供图者外）全部由吉林大学白求恩医学院组织学与胚胎学系教师利用本学系教学资源最新拍摄；选用的电子显微镜照片全部来源于吉林大学白求恩医学院 尹昕 教授和朱秀雄技师多年的工作积累。所以，由衷地感谢老一辈教授和技师多年的辛勤耕耘，为我们留下了宝贵的教学资源。

　　希望本教材的出版能为培养更多的卓越医师和优秀医学工作者作出贡献。

周　莉

目 录 contents

第一篇　验证性实验

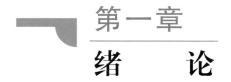

第一章
绪　　论

组织学是研究机体微细结构及其相关功能的科学,胚胎学是研究受精卵如何发育为个体的科学,两者均属基础医学形态学。学生在学习本课程中需观察组织和胚胎标本,验证所学理论内容和增加感性认识,以加深对本学科知识的理解和记忆。所以,实验课的学习显得尤为重要。然而,随着时代的进步和科学飞跃发展,以往的验证性实验已经不能完全适应培养学生动手能力、发现问题、分析和解决问题能力的要求。而随之增加的综合性实验弥补了前者的缺憾。无论是验证性实验还是综合性实验,使用显微镜是学习本课程的前提。熟悉数字虚拟形态学实验室的组成、掌握数字切片教学平台的操作与软件应用,是适应当前现代化教学手段的必备条件。

一、实验目的

(1) 掌握显微镜使用方法。

(2) 熟悉组织学标本制备过程。

(3) 熟悉数字虚拟形态学实验室组成,了解数字切片教学平台的操作与软件应用。

(4) 了解组织学绘图基本要求。

二、组织学标本制备

通过理论学习和观看"组织学标本制作"录像片了解组织学标本制作程序和各步骤原理。为了在光学显微镜下观察机体正常微细结构,要把机体组织制成适合于在显微镜下观察的切片标本。其基本条件如下:①尽可能保存生活状态的组织细胞;②可使显微镜下的光线通过透明的切片标本;③通过对切片标本染色使不同的组织结构在显微镜下显出不同颜色;④标本能长期保存以供长期使用。能达到上述要求的最常用组织学标本制备方法为石蜡切片标本制作法。

石蜡切片标本制作法包括以下几个步骤:取材、固定、脱水、透明、浸蜡、包埋、切片、染色和封固。

取材的组织在离体后或动物死后会很快解体或腐败,这是由于细菌或组织本身所含酶使自身分解所致。所以,动物在麻醉状态下,以不同方式处死后应立即进行取材和固定,以防止其分解,尽可能保存组织细胞的生活状态。

1. 取材　以取肝脏为例简述其过程:将动物经乙醚或氯仿麻醉后脱臼处死,背卧位固定在大鼠固定板上,打开腹部,暴露肝脏,用锋利的解剖剪或手术刀细致而又迅速地取下一块大小适宜(直径 0.5 cm)的肝脏组织块,用冰冷的生理盐水洗去血液。

2. 固定　将取出的肝脏组织块浸泡在化学试剂(常用 10% 福尔马林溶液)中固定。若为对缺氧极为敏感的组织器官需先灌流固定,后浸润固定。固定时所使用的化学溶液称为固定液。

3. 脱水　在浸蜡和包埋前必须先脱去组织内的水分,石蜡才能进入组织内。脱水剂通常使用酒精。脱水的步骤是逐步增加酒精溶液的浓度,以逐步去除组织块中的水分,最后完全由无水酒精取代。若为 10% 甲醛液固定后的组织块,脱水时应依次用 70%、80%、90%、95% 酒精和无水酒精。

4. 透明　因石蜡不溶于酒精而溶于二甲苯,组织块经脱水后再用二甲苯置换出酒精。组织块浸入二甲苯后逐渐变得透明,故此步骤称为透明。透明时间根据组织块的大小及性质而定。

5. 浸蜡　将透明好的组织块置入已在温箱(58～60 ℃)内熔化的石蜡内,放置适当时间,使石蜡浸入组织并替换出二甲苯。

6. 包埋　包埋时,先把熔化的石蜡倒入包埋器中,在石蜡还未冷却凝固时,迅速置入浸透石蜡的组织块。置入前要分清组织的各个面,将所需断面朝下。包埋有腔的组织时,需平放或立放,以获得所需断面。

7. 切片　经过修整的蜡块装在切片机上,即可进行连续切片(形成一定长度的蜡带)。一般组织切片的厚度为 5～7 μm,可根据染色需要切成不同厚度,一般不超过 20 μm。将蜡带铺于温水上,待蜡片伸展平整后,即可用长镊轻轻分离每一蜡片,再用涂抹了防脱片剂的载玻片伸入水中,从蜡片下面捞起,用细针调整蜡片在载玻片的位置。

8. 染色　为了使含蜡的组织切片牢固地粘在载玻片上,在染色过程中切片不脱落,需在56～60 ℃ 的恒温箱中烤片。为适应水溶性染色剂染色,需使用二甲苯去掉组织中的石蜡,以完成脱蜡过程。因为二甲苯与水不相溶,而酒精分别与水及二甲苯相溶,故使用下行梯度酒精使组织水化,如依次用 100%、95%、90%、80% 和 70% 酒精。苏木精(hematoxylin)是水溶性碱性染料,水化后的组织片直接放入苏木精染液中,便可使细胞核和细胞质中嗜碱性物质着紫蓝色,水洗后组织片直接浸入伊红(eosin)染液,使细胞质、组织中胶原纤维和基质等嗜酸性物质着粉红色。

9. 封固　染色后的切片仍然需要用酒精脱水和二甲苯透明,然后在切片的组织上滴加适量中性树胶,上面再加一盖玻片,封固即告完成,并获得可供长期观察和保存的苏木精-伊红(hematoxylin-eosin,HE)染色标本。

三、光学显微镜

(一)光学显微镜构造

光学显微镜是学习组织学的必备工具。因此熟悉显微镜各部分性能和用途及正确的使用方法可提高学习效率。光学显微镜由机械部分和光学部分组成。

1. 机械部分　镜体、目镜筒、载物台、标本移动器、物镜转换器、粗螺旋和细螺旋、电源开关和亮度调节钮。根据图 1-1 熟悉普通光学显微镜的构造。

2. 光学部分　目镜,物镜(低倍镜、高倍镜、油镜),聚光器,光圈。

(1)目镜:因其靠近观察者的眼睛,故称为目镜。目镜的作用是放大物镜所产生的初级影像,同时矫正物镜成像中的像差、色差与照度,使初级影像形成可见的虚像。

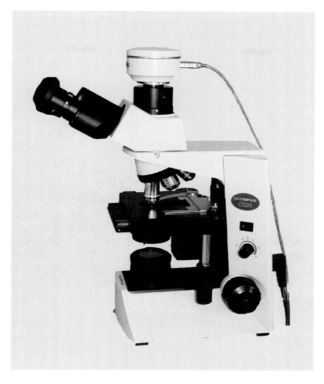

图 1-1 普通光学显微镜

（2）物镜：显微镜最重要的光学部件，它直接影响成像质量和各项光学技术参数，是衡量一台显微镜质量的重要标准。根据其放大倍数可分为低倍放大（4×、10×）和高倍放大（40×、100×），其中 100× 为油镜镜头，较少使用。

（3）聚光镜：聚光镜的作用在于将光源发散的光有效地聚焦在标本上，以产生与物镜相适应的光束，造成一个明亮而又均匀的视场。它同时也影响分辨率、对比度、景深和光亮度，而这些因素又直接影响显微成像质量。

（4）光圈：位于聚光镜下方，作用是调节视野的光亮，还能调节影像的反差。光圈小时，反差大，光圈大时，反差小。

（二）光学显微镜操作步骤

1. 使用前检查与准备　将显微镜置于座位的正前方稍偏左侧，使用前必须检查其零件有无缺损或松动，粗、细螺旋是否松紧适宜，镜头有无污迹等，发现问题及时报告。若镜头有污点，切勿使用手或手帕等擦拭，以防镜头被汗液或沙尘损坏，需使用镜头纸轻轻擦拭或用 7∶3 乙醚和酒精混合液擦拭镜头。

2. 观察　打开电源开关，适当调整电压，将亮度调节适中。转动物镜转换器，首先选择低倍物镜对准载物台圆孔，取出标本盒中的切片标本，肉眼观察组织大小、形状和颜色。检查标本盖片是否朝上，将标本标签从右侧放置于载物台上，有组织的部分对准物镜中心。观察者端正坐好，胸部挺直，两眼自然睁开，同时调节两目镜距离，以两个小视野重叠为一个大视野为最佳。转动粗螺旋目测物镜距载物台平面约 0.5 cm 时，慢慢转动粗螺旋直到视野内物像清晰为止。

如视野过亮或过暗均可调节聚光器光圈,使整个视野得到柔和的光亮。

3. 低倍镜观察 选择低倍镜后利用标本移动器前后左右移动,以观察标本全貌,根据所学理论由内向外(适合于空腔性脏器)或由外向内(适合于实质性脏器)依次观察。

4. 高倍镜观察 在低倍镜观察的基础上,选择感兴趣的结构,即目标结构,将其移到视野中央,换高倍镜,调节细螺旋至物像清晰。如果需要保存,可以选择视野拍照,并存入文件夹,命名后存入硬盘。

5. 观察后注意事项 观察后将切片取下,按编号放回盒内。如有标本损坏应及时报告,以便更换。再将物镜镜头叉开,关掉电源,盖上防尘罩。

四、电子显微镜

人体微细结构包括光学显微镜下可见结构和电子显微镜下可见结构,而后者直接参与组织细胞功能活动,其形态结构是功能活动的外在表现,也是理解组织光镜下结构的基础。因此,对电子显微镜下结构(超微结构)的学习是组织胚胎学的重要内容之一。

(一)电子显微镜原理

电子显微镜用电子束代替光学显微镜光源,用电磁透镜代替光学透镜。当电子束通过标本后,经过聚焦与放大,最后透射到荧光屏和影像传感器(CCD)。一定波长的电子束通过标本时,则因构成组织成分的物质吸附金属染料不同而发生散射。散射愈强的部分在荧光屏上则愈暗,在电镜照片上亦暗,即所谓电子密度高;反之,电子密度低。制备电子显微镜样品比制备石蜡切片要求条件更高、更严格。

(二)透射电子显微镜样品制备

透射电子显微镜可观察组织细胞内部结构,故需对所观察的组织进行切片。由于电子束易发生散射或被物体吸收,必须用超薄组织切片电子束方可穿透。超薄组织切片的制作过程与光学显微镜切片制作过程基本相同,也需经过取材、固定、脱水、包埋、切片及染色。在机体死亡后极短时间内取体积为 1 mm³ 的组织块放入固定液中固定,常用戊二醛固定细胞中的蛋白质,锇酸固定其脂类,尤其是膜结构。固定后用梯度酒精或丙酮脱水,脱水后常用环氧树脂包埋。然后将包埋的组织在超薄切片机上用特制的玻璃刀或钻石刀切成超薄切片,厚 60～90 nm,并将切片贴在铜网上进行电子染色,常用醋酸铀和枸橼酸铅双重染色,然后即可在电子显微镜下观察和拍照。

(三)扫描电子显微镜样品制备

扫描电子显微镜可观察组织细胞表面结构,故无需对所观察的组织进行超薄切片。扫描电子显微镜是利用电子束在电磁透镜与标本之间的扫描器中于物体表面进行扫描,扫描后反射来的二次电子用特制的检波器收集,再经增幅器把电信号传到显像管,在荧光屏上显示出物体表面立体像。用扫描电子显微镜观察的组织或器官经固定后,为保持其生活状态,常用临界点干燥器进行干燥,并在其表面喷镀一层重金属金或铂,以增加二次电子数量。

(四)观察与分析电子显微镜图像

1. 细胞膜和细胞形态 观察细胞膜结构是否完整清晰;细胞表面是否光滑;有无微绒毛、突起或纤毛等特殊结构;有无胞膜内陷形成小泡、小管或内褶等;相邻细胞之间有无连接结构;细胞与细胞间质的关系;以及细胞间质内有无纤维等结构。

2. 细胞质 观察时注意膜性结构的细胞器形态、数量及分布(如内质网、高尔基复合体、溶酶体和微体等),膜结构是否完整,细胞器内部基质的电子密度等;非膜性结构的细胞器数量及分布等(微丝、微管、中间丝和中心体等);包含物的数量、分布及结构(如糖原颗粒、脂滴颗粒等);有无特殊结构,如细胞质内板层小体等。

3. 细胞核 观察时注意其大小、形态及位置;双层核膜是否清晰完整,核周隙的宽窄;核孔的多少及结构;异染色质及常染色质的数量及分布;核仁的数量、大小及结构。

观察扫描电子显微镜图像时,应着重注意表面结构及整体、立体结构的关系。

五、理解切片标本二维平面结构与三维立体结构的关系

由于人体组织切片极薄,显微镜下视野中呈现的组织均为二维平面结构,然而,组织细胞本身是三维立体结构。因此,观察者必须运用空间思维,想象所观察的平面结构,将其回归到原本存在的立体结构中。此外,由于组织切片在器官的部位和所切方向不同,同一组织或同一直管可呈不同的断面图像,如横断面、纵断面、斜断面、切线断面等,这些对初学者尤需注意。

此外,在标本制备过程中常常难以避免人工对组织形态产生一些影响,如上皮细胞部分脱落,组织间出现裂隙、小的管腔萎陷消失等。在学习过程中应学会辨认诸如此类的人工假象。

六、人体组织学绘图

在组织学与胚胎学的学习过程中,绘图是一项重要的基本功训练。在认真观察标本的基础上通过绘图记录所见,可以加深对所学内容的理解与记忆,并为以后的课程学习打下基础。绘图有两种方式:一是依据镜下所见绘实物图;二是镜下所见与理论课所学内容相结合绘半模式图。绘图时应注意选择所见典型结构,各部分之间的比例及颜色尽可能与实际相符。绘制 HE 染色标本图时,使用红色笔绘制细胞质与细胞间质,蓝色笔绘制细胞核。同种颜色可深浅、粗细结合运用,点线描画。图中注字应规整,标线平行整齐。最后在右下角注明标本名称、取材来源、染色方法及绘图日期(图 1-2、图 1-3)。

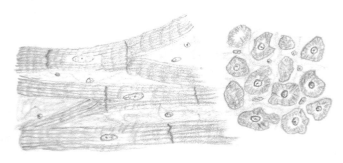

cardiac muscle

图 1-2 绘制心肌实物图示例

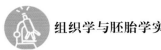

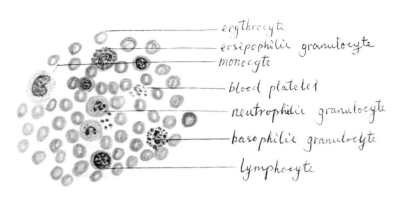

图 1-3　绘制血涂片实物图示例

七、显微数码互动实验教学系统

　　传统形态学实验室是由学生每人一台普通光学显微镜和全套组织学切片组成。随着电子技术的快速发展,2000 年以后出现了形态学数码互动实验室,与传统形态学实验室相比,每人一台普通光学显微镜仍然是学生观察组织学切片的学习工具,所不同的是授课教师可在教师端电脑上(学生使用的显微镜与授课教师所用电脑联网)全程监控每位学生观察组织切片过程,并通过语音功能一对一地与学生交流,随时给予指导。因此,数码互动实验室大大提高了教师指导学生观察标本的效率。近几年,全自动扫描显微镜的诞生使数字虚拟形态学实验室成为可能。一套组织切片经过全自动光学显微镜扫描,并传入电脑储存,通过软件系统可在局域网电脑显示屏上模拟显微镜进行观察,并可以完成标注、测量、导航、色彩调整、局部放大、自由拖动、截屏拍照和考试等多种功能。教师端电脑可以监控学生端电脑的操作,完成一系列教学过程。然而,数字虚拟形态学实验室也有其弊端,即所有学生使用电脑观察同一张组织切片标本,学生对不同个体、不同生理状态的器官组织结构变化认识不足。

　　目前,国内许多院校均建立了显微数码互动实验教学系统,此教学系统是形态学数码互动实验室与数字虚拟形态学实验室结合的产物。每位学生与授课教师除需要一台装有影像传感器(CCD)的光学显微镜外,还需配备一台电脑和软件系统便可完成整个教学过程。其中软件系统包括如下三部分。

　　(1) 图像处理软件:教师端和学生端显微镜均与电脑相连,故需要图像处理软件。教师端此软件可完成与图像形态学有关的各种检测与分析,主要功能有图像采集、几何尺寸检测、图像变形及几何矫正、区域选取和处理工具、图像处理、分析目标处理、分析参数可视化处理和加注标尺、箭头、文字、绘制各种图形等;学生端此软件主要功能有图像采集、图像处理、图像管理、标注与测量等。

　　(2) 网络互动控制软件:教师端一台电脑可以通过此软件控制学生端多台电脑的功能,如教师广播教学、语音教学、语音对讲、学生演示、联机讨论、分组教学、远程命令、远程设置、电子点名、班级模式、文件分发、作业提交和电子考试等。

　　(3) 数字切片教学平台软件:数字切片可依据教学章节进行分类,建立数字切片库,后台可设置相应目录,也可添加和删减切片,以适合教学需要。观察切片前从目录中选择所感兴趣的切片,利用图像放大模式按不同倍率(2×、4×、10×、20×、40×)浏览切片,也可进行无极连续变倍观察。在选择视野方面可自由拖动,也可利用导航功能,在导航图中使用鼠标快速定位中心观察区域,并局部放大即可浏览。在同一切片中可任意添加标注,只需单击标注按钮即可弹出菜单选择不同的标注选项进行标注或测量。在学生考试时,可利用此软件的标注功能和保存当前视图功能让学生查找所考查的结构;也可在切片中事先选好区域作为考题,让学生辨认并标注。两种形式均可采用 A、B 卷。此外,如果把此系统建立在局域网、校园网环境下,还可通过网络进行切片观察、学习和交流。

显微数码互动实验教学系统的诞生可谓是医学形态学教学的一场革命,它打破了传统教学的固定模式,可以使教学形式更加机动灵活,使学生与教师更容易一对一交流,使学生更方便自学,使考试更加客观、效率更高。在实验课教学过程中,学生在教师的指导下边操作边熟悉上述软件系统,使其运用自如,便可以顺利完成形态学教学过程。

(周莉)

第二章

细　　胞

一、实验目的

（1）掌握人体细胞基本形态结构。

（2）掌握细胞质中各种细胞器的电镜结构特征。

（3）熟悉细胞核的光、电镜结构。

二、实验内容

（一）人体细胞

材料与方法　人脊神经节，HE 染色。

肉眼观：组织的深染部分是神经纤维，淡染部分是神经细胞，物镜对准淡染部分即可观察到神经细胞。

低倍镜：淡染部分可见纵行神经纤维和成群的神经细胞，此类细胞大小不等，圆形，细胞质嗜酸性（粉红色）；胞核圆，染色淡；核膜、核仁清晰可见；周边环绕一层核圆形的扁平细胞，称为卫星细胞。

高倍镜：与低倍镜观察的

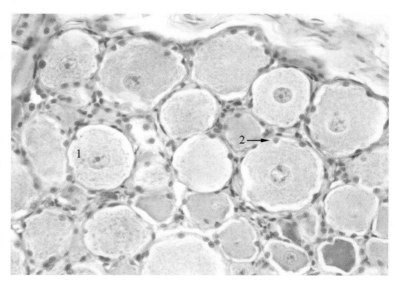

图 2-1　脊神经节(HE，高倍镜)

1. 脊神经节细胞；2. 卫星细胞

Fig. 2-1　Spinal ganglion(HE，high mag.)

1. spinal ganglion cells；2. satellite cells

结构相同，在高倍镜下各结构更加清晰（图 2-1），尤其是在细胞质中可见许多细小嗜碱性颗粒（电镜下是积聚的粗面内质网和游离核糖体）。

（二）细胞超微结构

1. 细胞核

材料与方法　小鼠胰腺细胞，透射电子显微镜制片。

细胞核可见双层核膜,外层核膜附着许多核糖体,并与粗面内质网相连续,核膜上可见核孔。核中央电子密度高的类圆形结构是核仁。核仁和核膜之间是染色质。常染色质电子密度低,分布于核仁周围;异染色质电子密度高,分布于核膜边缘(图2-2)。

2.细胞器

1) 核糖体和粗面内质网

材料与方法　豚鼠脑神经元,透射电子显微镜制片(TEM)。

该照片显示神经元局部细胞质,颗粒状游离核糖体呈串珠状或花簇状排列,附着核糖体与内质网形成粗面内质网(图2-3)。

2) 高尔基复合体和线粒体

材料与方法　兔浆细胞,透射电子显微镜制片。

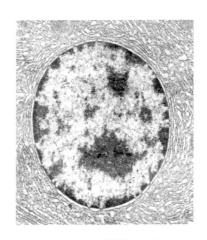

图 2-2　细胞核(TEM)

1.核仁；2.异染色质；3.常染色质；

4.线粒体；5.核孔

Fig. 2-2　Nucleus(TEM)

1. nucleolus；2. heterochromatin；3. euchromatin；

4. mitochondria；5. nuclear pores

高尔基复合体多位于细胞核周围,由小囊泡、大囊泡和扁平囊组成。扁平囊平行排列成多层,其凸面可见小囊泡,称形成面;凹面可见大囊泡,称成熟面。线粒体多为椭圆形,由内、外两层单位膜围成。内膜向腔内折叠形成许多嵴,线粒体嵴与其长轴垂直排列(图2-4)。

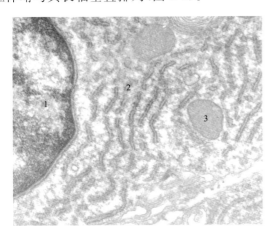

图 2-3　粗面内质网(TEM)

1.细胞核；2.粗面内质网；3.线粒体

Fig. 2-3　Rough endoplasmic

reticulum(TEM)

1. nucleus；2. rough endoplasmic reticulum；3. mitochondria

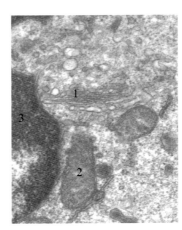

图 2-4　高尔基复合体和线粒体(TEM)

1.高尔基复合体；2.线粒体；3.细胞核

Fig. 2-4　Golgi complex and mitochondria(TEM)

1. Golgi complex；2. mitochondria；3. nucleus

3) 滑面内质网和溶酶体

材料与方法　小鼠肝脏,透射电子显微镜制片。

溶酶体是由高尔基复合体成熟面脱离而生成的囊泡,大小不等,有膜包裹。内含多种酸性水解酶。初级溶酶体的内容物呈均质状,电子密度较高;次级溶酶体的电子密度不均匀;脂滴为大小不等的泡状结构,无界膜包裹,低电子密度或中等电子密度;糖原颗粒单个分散存在于细胞质中(图2-5)。

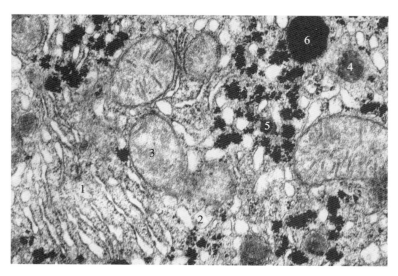

图 2-5　滑面内质网和溶酶体(TEM)

1.粗面内质网；2.滑面内质网；3.线粒体；4.微体；5.糖原颗粒；6.溶酶体

Fig. 2-5　Smooth endoplasmic reticulum and lysosome(TEM)

1. rough endoplasmic reticulum；2. smooth endoplasmic reticulum；3. mitochondria；

4. microbody；5. glycogen granules；6. lysosome

4）中心体

材料与方法　猴肾上腺结缔组织成纤维细胞,透射电子显微镜制片。

中心体位于细胞核附近,由2个互相垂直的中心粒构成。中心粒为圆筒状小体,由9组纵行排列的三联微管及一些均质状、高电子密度的物质构成(图2-6)。

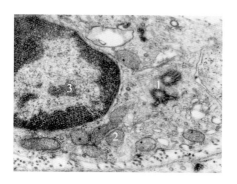

图 2-6　中心体(TEM)

1.中心粒；2.线粒体；3.细胞核

Fig. 2-6　Centrosome(TEM)

1. centriole；2. mitochondria；3. nucleus

（钟南田）

第三章

上 皮 组 织

一、实验目的

(1) 掌握各种被覆上皮的结构特点和分布规律。

(2) 掌握微绒毛、纤毛、紧密连接、桥粒、缝隙链接和基膜的结构和功能。

(3) 熟悉外分泌腺的组成、分类和结构特点。

二、实验内容

(一)单层扁平上皮

材料与方法 人大动脉(横切),HE 染色。

肉眼观:凹面为管腔面,凸面为外膜部位。

低倍镜:定位于管腔面开始观察。

高倍镜:衬于动脉内表面的一层扁平细胞即为单层扁平上皮(内皮)。该层细胞扁、薄,细胞质颇少,粉红色,不易与深层结缔组织区分;细胞核呈扁椭圆形、略突向管腔侧(图3-1)。

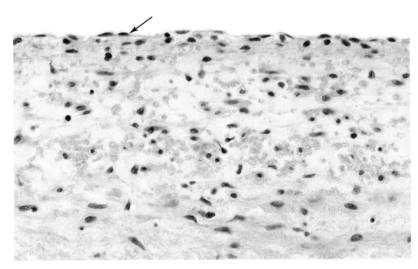

图 3-1 单层扁平上皮(大动脉内壁,HE,高倍镜)

箭头表示单层扁平上皮

Fig. 3-1 Simple squamous epithelium(the wall of large artery,HE,high mag.)

The arrowhead indicates simple squamous epithelium

(二)单层立方上皮

材料与方法 狗甲状腺,HE 染色。

肉眼观:组织呈椭圆形。

低倍镜:可见许多大小不等,圆形或类圆形滤泡,滤泡中央为均质粉红色胶质。重点观察滤泡壁细胞。

高倍镜:滤泡壁为单层立方上皮。细胞规则排列为一层,排列紧密,细胞质淡染,细胞核圆形,位于细胞中央(图 3-2)。

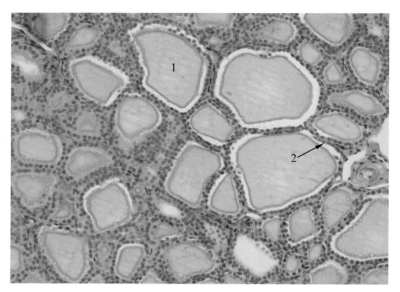

图 3-2　单层立方上皮（甲状腺，HE，高倍镜）

1.胶质；2.单层立方上皮（滤泡上皮细胞）

Fig. 3-2　Simple cuboidal epithelium（thyroid gland，HE，high mag.）

1. colloid；2. simple cuboidal epithelium（thyroid follicular epithelium）

（三）单层柱状上皮

材料与方法　人小肠，HE染色。

肉眼观：肠腔面有若干不规则形大突起，为横切的小肠环形皱襞。

低倍镜：肠腔面的皱襞表面有许多细小突起，为小肠绒毛。绒毛表面被覆有单层柱状上皮。

高倍镜：上皮细胞可分为两种，大部分为柱状细胞，细胞核呈椭圆形，其长轴与细胞的长轴一致，靠近细胞基底部，细胞质粉红色，细胞游离面可见厚度均匀一致，染色略深的窄带状结构，即纹状缘；柱状细胞间散在杯状细胞，形似高脚杯，底部窄，含深染的三角形细胞核，核上方可见淡染泡状结构，

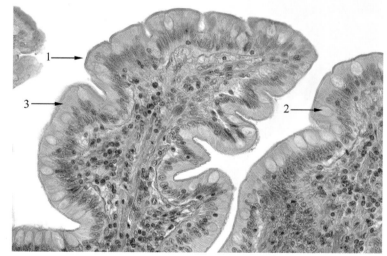

图 3-3　单层柱状上皮（小肠，HE，高倍镜）

1.纹状缘；2.杯状细胞；3.柱状细胞

Fig. 3-3　Simple columnar epithelium（small intestinal，HE，high mag.）

1. striated border；2. goblet cell；3. columnar cell

实为分泌颗粒溶解所致，有些标本分泌颗粒未溶解，该结构被染为深蓝色（图 3-3）。

（四）假复层纤毛柱状上皮

材料与方法　人气管（横断），HE 染色。

肉眼观：凹面为管腔面。

低倍镜：管腔面可见较厚的假复层纤毛柱状上皮。

高倍镜：上皮游离面可见一层纤毛，细胞核密集排列呈数层，上皮基底面基膜颇厚，均质、粉染、呈带状。上皮细胞内可辨认如下四种细胞（图3-4）。

（1）柱状细胞：细胞呈高柱状，顶端达上皮游离面，并布满排列规则的纤毛。细胞核呈长椭圆形，多位于上皮细胞的浅层。

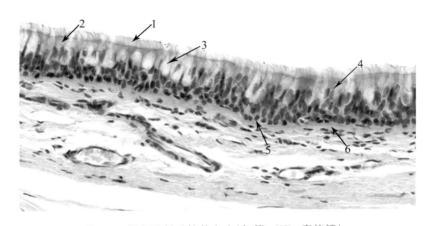

图 3-4　假复层纤毛柱状上皮（气管，HE，高倍镜）
1. 纤毛；2. 柱状细胞；3. 杯状细胞；4. 梭形细胞；5. 锥形细胞；6. 基膜
Fig. 3-4　Pseudostratified ciliated columnar epithelium（trachea，HE，high mag.）
1. cilium；2. columnar cell；3. goblet cell；4. spindle cell；
5. pyramidal cell；6. basement membrane

（2）杯状细胞：与小肠上皮内的杯状细胞形态相仿。

（3）梭形细胞：位于柱状上皮或杯状细胞之间，细胞呈长梭形。椭圆形核，位于细胞中央，故排列在上皮中层。

（4）锥形细胞：矮锥体形，细胞核圆，位于上皮深层。

（五）复层扁平上皮

材料与方法　人食管（横断），HE 染色。

肉眼观：管腔面凸凹起伏形成皱襞（食管纵形皱襞），内表面染成蓝色的结构为复层扁平上皮（未角化型）。

低倍镜：上皮由多层细胞组成，每层细胞形态各异。基底部细胞凹凸不平呈波浪状与结缔组织相连。

高倍镜：从上皮基底部向游离面，仔细观察各层细胞形态特点（图3-5）。

（1）基底层细胞：附着于基膜，细胞呈立方形或矮柱状，排列紧密、界限不清；细胞质呈弱嗜碱性，细胞核呈椭圆形。

（2）中间层细胞：呈多边形，细胞质丰富。细胞核较大，圆形，位于细胞中央。

（3）浅层细胞：呈扁平状，细胞质嗜酸性，细胞核呈扁椭圆形。

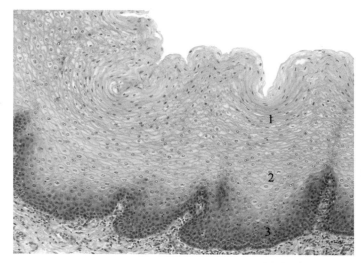

图 3-5　复层扁平上皮
（食管，HE，高倍镜）

1. 扁平细胞；2. 多边形细胞；3. 基底层细胞

Fig. 3-5　Stratified squamous epithelium
（esophagus，HE，high mag.）

1. squamous cell；2. polygonal cell；
3. basal cell

（六）变移上皮

材料与方法　人膀胱，HE染色。

肉眼观：组织切片染色较深的一边为变移上皮。

低倍镜：膀胱空虚时腔面有许多皱襞，上皮细胞层数较多，细胞界限不清。

高倍镜：表层细胞较大，立方形，细胞质丰富，嗜酸性，近游离面细胞膜下可见一层红染较深的壳层，又称盖细胞，细胞核圆形居中，偶尔可见双核。上皮中间层细胞呈多边形，较盖细胞小。基底层细胞体积小，呈矮柱状（图 3-6）。

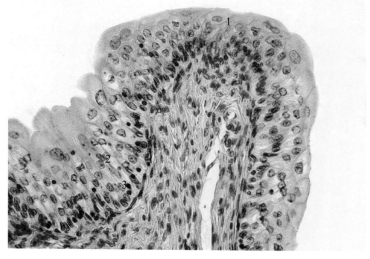

图 3-6　变移上皮（空虚膀胱，HE，高倍镜）

1. 表层细胞；2. 中间层细胞；3. 基底层细胞

Fig. 3-6　Transitional epithelium
（empty state of the urinary bladder，HE，high mag.）

1. superficial cell；2. intermediate cells；3. basal cell

（七）上皮组织特化结构

1. 上皮组织游离面和侧面

1）微绒毛

材料与方法　小鼠小肠上皮，透射电子显微镜制片。

肠腔表面的单层柱状上皮细胞游离面排列整齐的指状突起为微绒毛。上皮细胞侧面近细胞游离面处有紧密连接，其下方依次有中间连接、桥粒连接和缝隙连接（图 3-7）。

2）纤毛

材料与方法　大鼠气管上皮，透射电子显微镜制片。

柱状上皮细胞表面可见粗而长的突起为纤毛，外表面细胞膜清晰，其内的细胞质中可见数条纵形排列微管,基底部为电子密度高的基体(图 3-8)。

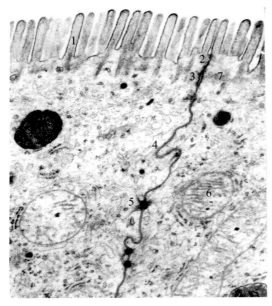

图 3-7 微绒毛与细胞连接(小肠上皮,TEM)

1.微绒毛;2.紧密连接;3.中间连接;4.缝隙连接

5.桥粒;6.线粒体 7.终末网

Fig. 3-7 Microvillus and cell junction

（small intestine，TEM）

1. microvillus; 2. tight junction;

3. intermediate junction;

4. gap junction; 5. Desmosome;

6. mitochondria; 7. terminal web

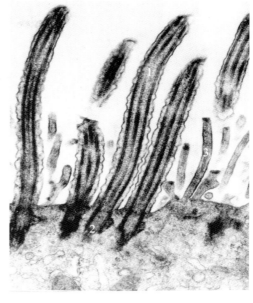

图 3-8 纤毛(气管上皮,TEM)

1.纤毛;2.基体;3.微绒毛

Fig. 3-8 Cilium(tracheal epithelium，TEM)

1. cilium; 2. basal body; 3. microvillus

2. 上皮组织基底面

1) 基膜

材料与方法　大鼠气管上皮,透射电子显微镜制片。

在上皮与结缔组织连接处可见较厚的半桥粒和基膜,后者由靠近半桥粒的透明层和致密层组成基膜的基板,其下方由网状纤维和基质组成基膜的网板(图 3-9)。

2) 质膜内褶

材料与方法　小鼠肾小管上皮细胞,透射电子显微镜制片。

在电镜照片的下方可见肾远曲小管上皮细胞基底部细胞膜向内折叠形成许多内皱褶,即质膜内褶,其间可见大量长椭圆形线粒体(图 3-10)。

（八）腺上皮

材料与方法　狗颌下腺,HE 染色。

低倍镜:腺体实质内有许多类圆形或不规则形、大小不等的腺泡及少量导管。腺泡染色深浅不一,着色深者为浆液性腺泡,着色浅者为黏液性腺泡,两者兼有者为混合性腺泡。

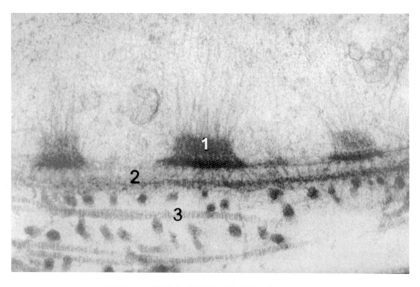

图 3-9　基膜与半桥粒(气管上皮，TEM)

1.半桥粒；2.基板；3.网板

Fig. 3-9　Basement membrane and hemidesmosome(tracheal epithelium，TEM)

1. hemidesmosome；2. basal lamina；3. reticular lamina

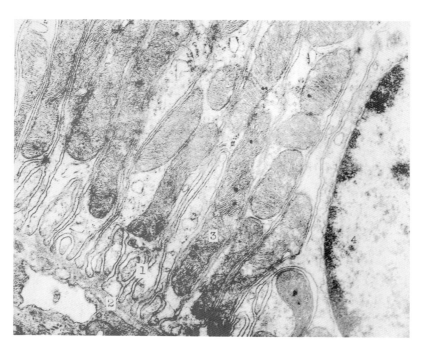

图 3-10　质膜内褶(肾小管上皮细胞，TEM)

1.内褶；2.基膜；3.线粒体

Fig. 3-10　Plasma membrane infolding(renal tubule，TEM)

1. infolding；2. basement membrane；3. mitochondria

高倍镜：由三种类型腺泡组成分泌部（图3-11）。

（1）浆液性腺泡：由锥体形浆液性细胞围成，中央有一腔。细胞核圆形，位于细胞基底部，细胞质嗜碱性较强。

（2）黏液性腺泡：由大锥体形黏液性细胞围成，细胞核扁圆形，位于细胞基底部。细胞质着色浅淡，呈空泡状。

（3）混合性腺泡：主要由黏液性腺细胞组成，少量浆液性细胞位于腺泡一侧，呈半月形结构，又称浆半月。

导管：由单层或2～3层柱形细胞围成，大小不一。

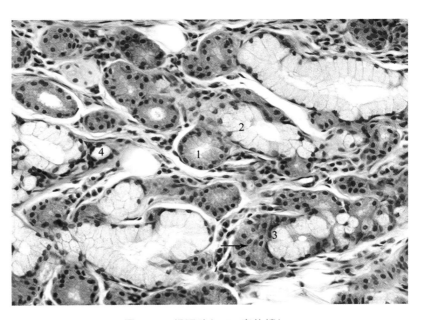

图 3-11　颌下腺（HE，高倍镜）
1.浆液性腺泡；2.黏液性腺泡；3.混合性腺泡
箭头所指结构为浆半月
Fig. 3-11　Submandibular gland（HE，high mag.）
1. serous acinus；2. mucous acinus；3. mixed acinus；4. duct
The arrow indicates a serous demilune

（沙鸥）

第四章

结 缔 组 织

一、实验目的

（1）熟悉疏松结缔组织中细胞类型及各类纤维的一般结构特点和功能。

（2）掌握胶原纤维、基质、成纤维细胞、浆细胞、巨噬细胞、肥大细胞的电镜结构特点和功能。

（3）了解致密结缔组织、脂肪组织和网状组织的基本结构和功能。

二、实验内容

（一）疏松结缔组织铺片

材料与方法 小鼠腹壁浅筋膜，铺片，HE、来复红和亚甲蓝复合染色。来复红将弹性纤维染为深紫蓝色，亚甲蓝将肥大细胞的异染性颗粒染为蓝色。

肉眼观：可见铺展厚度不均的浅筋膜薄片。

低倍镜：选择组织较薄的部位，可见淡粉红色的带状纤维与深蓝色的细丝状弹性纤维纵横交错为网状，纤维之间有许多细胞，其中肥大细胞局部呈簇存在，需在低倍镜下寻找，再换高倍镜仔细观察。

高倍镜：仔细观察下列细胞（图 4-1）。

（1）成纤维细胞：铺片中见到的多为此种细胞，细胞核椭圆形，较大，着色较浅，核仁清晰。大部分细胞质染色颇浅，轮廓不清，与基质难以分辨；小部分细胞质呈弱嗜碱性，染为淡蓝色，可见细胞为不规则的多突起状。

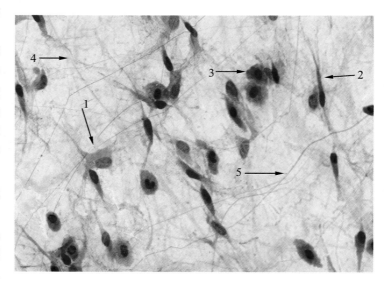

图 4-1　疏松结缔组织铺片 1（HE，复合染色，高倍镜）

1.成纤维细胞；2.纤维细胞；3.巨噬细胞；4.胶原纤维；5.弹性纤维

Fig. 4-1　Loose connective tissue 1（HE，compound staining，high mag.）

1. fibroblast；2. fibrocyte；3. macrophage；4. collagen fiber；5. elastic fiber

（2）纤维细胞：功能静止状态的成纤维细胞。胞体梭状、较小；核扁、深染；细胞质嗜酸性（图4-1）。

（3）巨噬细胞：细胞较大，静止状态多呈圆形或卵圆形；细胞质为强嗜酸性而染为红色；细胞核椭圆形或肾形，染色较成纤维细胞核深（图4-1）。

（4）肥大细胞：细胞较大，多为卵圆形；胞质内含有丰富的粗大紫蓝色分泌颗粒，细胞核有时被淡染的颗粒掩盖（图4-2）。

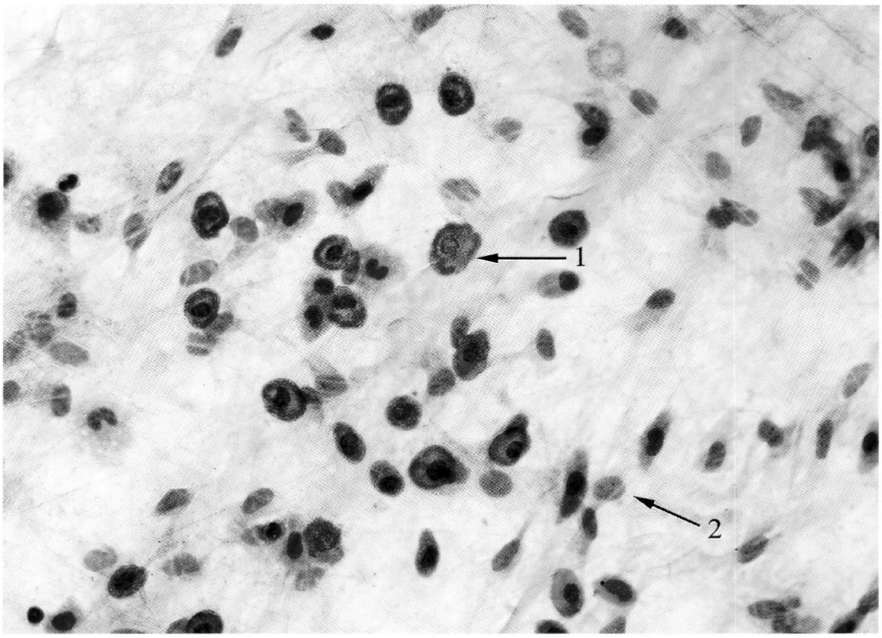

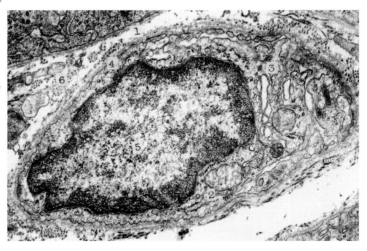

图 4-2 疏松结缔组织铺片 2（HE，复合染色，高倍镜）

1. 肥大细胞；2. 成纤维细胞

Fig. 4-2 Loose connective tissue 2（HE，compound staining，high mag.）

1. mast cell；2. fibroblast

在此铺片中，多见体积较小的中性粒细胞，其核呈环形，胞质为粉红色。

（二）成纤维细胞超微结构

材料与方法 小鼠结缔组织，透射电子显微镜制片。

成纤维细胞胞质内有丰富的粗面内质网、游离核糖体和高尔基复合体，细胞周围可见胶原原纤维（图4-3）。它主要合成疏松结缔组织中构成三种纤维的蛋白和基质。

（三）胶原纤维超微结构

材料与方法 大鼠结缔组织，透射电子显微镜制片。

电镜下，可见胶原纤维的横

图 4-3 成纤维细胞（TEM）

1. 分泌小泡；2. 线粒体；3. 粗面内质网；4. 细胞膜；

5. 细胞核；6. 胶原原纤维

Fig. 4-3 Fibroblast（TEM）

1. secretory vesicles；2. mitochondria；3. rough endoplasmic reticulum；

4. cell membrane；5. nucleus；

6. collagenous fibril

断面和纵断面。胶原纤维由若干更细的胶原原纤维有规则聚合而成。纵断面呈现 64 nm 明暗相间的周期性横纹(图4-4)。其化学成分为Ⅰ型和Ⅲ型胶原蛋白,韧性大,抗拉力强。

（四）巨噬细胞超微结构

材料与方法　猴垂体,透射电子显微镜制片。

巨噬细胞表面有少量皱褶、微绒毛和较大的突起,即伪足;胞质内含大量溶酶体、吞噬体、吞饮泡和残余体(图4-5),胞质周边有丰富的微管和微丝。

（五）肥大细胞超微结构

材料与方法　大鼠,透射电子显微镜制片。

肥大细胞的胞质内充满大小不一、密度不均的膜包颗粒,颗粒内含肝素、组胺、嗜酸性粒细胞趋化因子等(图4-6)。

（六）浆细胞超微结构

材料与方法　人骨髓,透射电子显微镜制片。

浆细胞核中异染色质分布于核膜周围,似车轮状;胞质内含大量平行排列的粗面内质网和游离核糖体;细胞核旁常可见发达的高尔基复合体和中心体(图4-7)。浆细胞合成与分泌免疫球蛋白,即抗体。

（七）致密结缔组织与
　　　脂肪组织

1.规则致密结缔组织

材料与方法　人肌腱(纵断),HE染色。

肉眼观:组织呈粉红色,长条形。

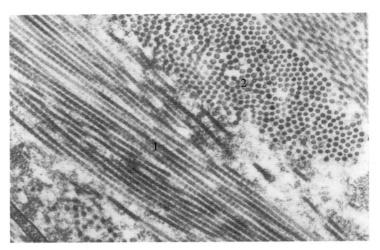

图 4-4　胶原纤维(TEM)
1.胶原原纤维纵断;2.胶原原纤维横断
Fig. 4-4　Collagenous fiber(TEM)
1. longitudinal section of the collagenous fibril;
2. cross section of the collagenous fibril

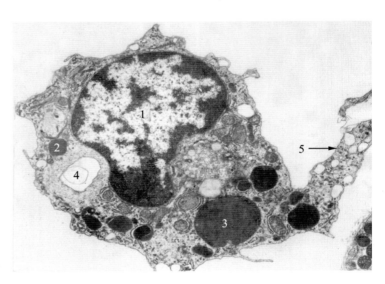

图 4-5　巨噬细胞(TEM)
1.细胞核;2.溶酶体;3.吞噬体;4.吞饮泡;5.伪足
Fig. 4-5　Macrophage(TEM)
1. nucleus; 2. lysosome; 3. phagosome;
4. pinosome; 5. pseudopod

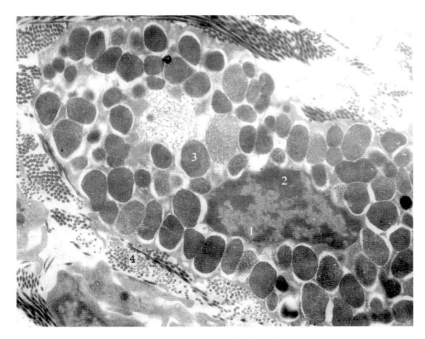

图 4-6　肥大细胞（TEM）

1. 细胞核常染色质；2. 细胞核异染色质；3. 分泌颗粒；4. 胶原原纤维

Fig. 4-6　Mast cell（TEM）

1. euchromatin of the nucleus；2. heterochromatin of the nucleus；3. secretory granule；4. collagenous fibril

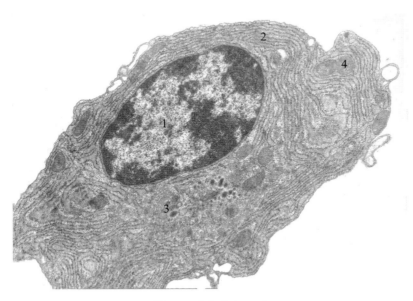

图 4-7　浆细胞（TEM）

1. 细胞核；2. 粗面内质网；3. 高尔基复合体；4. 线粒体

Fig. 4-7　Plasma cell（TEM）

1. nucleus；2. rough endoplasmic reticulum；3. Golgi complex；4. mitochondria

低倍镜：粉染宽带状胶原纤维束密集平行排列，束间肌腱细胞排列成行。

高倍镜：肌腱细胞轮廓不清，核多呈深染长杆状（图4-8）。

2. 不规则致密结缔组织

材料与方法　人足底皮，HE染色。

肉眼观：组织一端为淡粉色（厚），另一端为及深紫色（薄），后者薄层为表皮，其下方粉红色部分为真皮；在下方染色最淡的区域为皮下脂肪组织。

低倍镜：真皮中主要为致密结缔组织及少量汗腺、小血管、神经等，皮下组织中可见脂肪小叶。

高倍镜：致密结缔组织中粗大胶原纤维束密集排列，交织成网，故呈现胶原纤

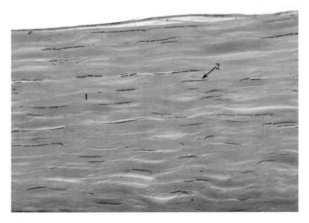

图4-8　规则致密结缔组织（HE，高倍镜）
1. 胶原纤维；2. 腱细胞

Fig.4-8　Regular dense connective tissue（HE，high mag.）
1. ollagenous fiber；2. tenocyte

维纵、横、斜断切面（图4-9）。其间的细胞（一般只能看清细胞核）多为纤维细胞和成纤维细胞，前者核小、梭形、深染；后者核较大，椭圆形，染色较淡，核仁清晰。

皮下组织中的脂肪组织被疏松结缔组织分隔成许多脂肪小叶，每个小叶中由大多边形脂肪细胞聚集而成。脂肪细胞的绝大部分胞质被脂滴所占据，标本制作过程中经酒精处理后呈空泡状；细胞周边可见少量嗜酸性胞质及扁椭圆形核（图4-10）。

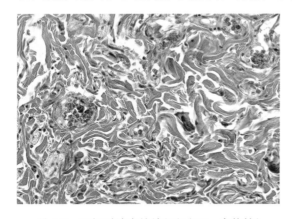

图4-9　不规则致密结缔组织（HE，高倍镜）

Fig.4-9　Irregular dense connective tissue
（HE，high mag.）

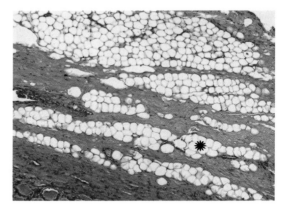

图4-10　脂肪组织（HE，高倍镜）
（深圳大学医学院供图）
"＊"表示脂肪组织

Fig.4-10　Adipose tissue（HE，high mag.）
"＊"indicates the adipose tissue

（八）示教：浆细胞

材料与方法　人气管，HE染色。

浆细胞在正常机体腹壁浅筋膜结缔组织铺片中极少见，而在呼吸道和消化道黏膜中较为常

见。此细胞较小,呈圆形或卵圆形;核圆,多偏居细胞一侧;异染色质呈块状附于核膜上,辐射状排列,形似车轮;胞质丰富,弱嗜碱性,核旁常见一淡染区(图4-11)。

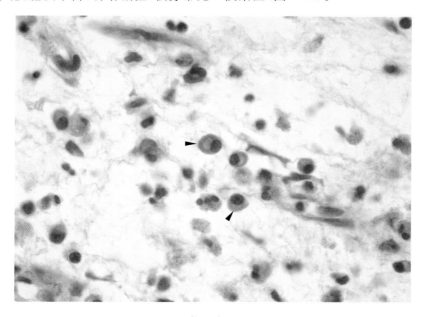

图 4-11 浆细胞(HE,油镜)

Fig. 4-11 Plasma cell(HE, oil immersion lens)

(沙鸥)

第五章

血液和血发生

一、实验目的

(1) 掌握各种血细胞的形态结构。

(2) 熟悉白细胞的分类计数方法。

(3) 了解血细胞发生的形态变化规律。

二、实验内容

(一) 血细胞

1. 材料与方法 人血涂片,Giemsa 染色。

肉眼观:血液被涂染成粉红色薄膜,选较薄而均匀的部位镜下观察。

低倍镜:可见大量圆形、无核、淡红色的红细胞。红细胞间分散着胞体较大、核染成紫蓝色、形态多样的白细胞。涂片中的细胞由于在制备过程中收缩程度轻,故镜下看起来比切片中的同类细胞大。

高倍镜:

(1) 红细胞:数量多,双凹圆盘状,嗜酸性,无细胞核,细胞质中央淡染,周边深染(图5-1)。

(2) 白细胞:

①中性粒细胞:呈圆形;细胞核杆状或分叶,多为2~5叶;细胞质呈淡粉色,可见其中含有细小紫红色颗粒(图

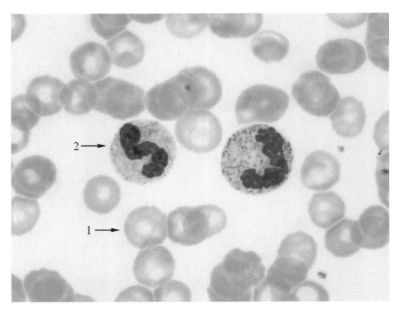

图 5-1　血细胞 1(人血涂片,Giemsa,高倍镜)

1. 红细胞;2. 中性粒细胞

Fig. 5-1　Blood cell 1(Human blood smear,Giemsa,high mag.)

1. erythrocyte;2. neutrophil

5-1)。

②嗜酸性粒细胞：数量较少，细胞呈圆形；细胞核多分为2叶；细胞质中充满粗大、分布均匀的橘红色嗜酸性颗粒(图5-2)。

③嗜碱性粒细胞：数量极少，通常在正常血液涂片上很难找到，在过敏者的血涂片中容易见到。其特点为细胞呈圆形；细胞核为S形或不规则形；胞质中含大小不等、分布不均的紫蓝色嗜碱性颗粒；常掩盖细胞核(图5-3)。

④淋巴细胞：小淋巴细胞居多，其胞体与红细胞大小相仿；圆形、细胞核较大、圆形或一侧有小凹陷，异染色质多，呈块状；细胞质很少，天蓝色。中、大淋巴细胞的核凹陷较大，胞质较多（图5-4）。

⑤单核细胞：体积最大的白细胞，呈圆或椭圆形；细胞核可为卵圆形、肾形或马蹄铁形，其中，多见肾形和马蹄铁形的细胞核，染色质疏松，呈细网状；细胞质丰富，呈灰蓝色（图5-4）。应注意将单核细胞与大淋巴细胞相鉴别。

（3）血小板：体积最小，因涂片过程中的刺激，血小板的形态常呈不规则状，成群分布（图5-2）。血小板无细胞核，细胞质周围淡蓝色，较透明，中央含有许多紫红色颗粒。

（4）白细胞分类计数（参见本书第二十八章相关内容）。

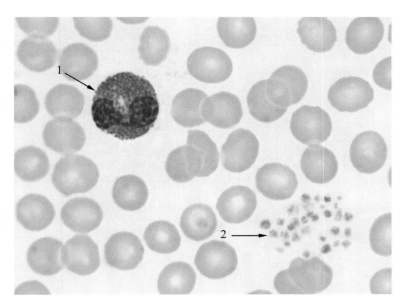

图5-2　血细胞2(人血涂片，Giemsa，高倍镜)
1.嗜酸性粒细胞；2.血小板
Fig. 5-2　Blood cell 2（human blood smear，Giemsa，high mag.）
1. eosinophil；2. blood platelet

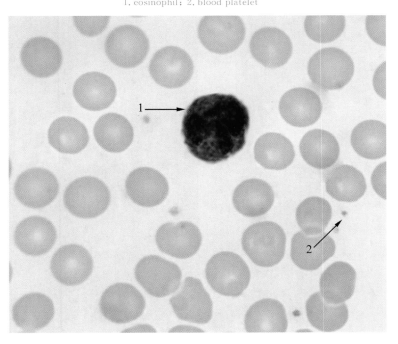

图5-3　血细胞3(人血涂片，Giemsa，高倍镜)
1.嗜碱性粒细胞；2.血小板
Fig. 5-3　Blood cell 3（human blood smear，Giemsa，high mag.）
1. basophil；2. blood platelet

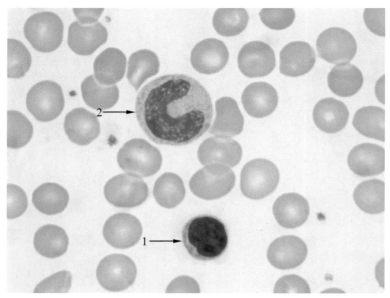

图 5-4　血细胞 4(人血涂片，Giemsa，高倍镜)

1. 淋巴细胞；2. 单核细胞

Fig. 5-4　Blood cell 4（human blood smear，Giemsa，high mag.）

1. lymphocyte；2. monocyte

2. 材料与方法　人血细胞，扫描电子显微镜制片（SEM）。

多数为红细胞，双凹圆盘状，中央薄，边缘厚。可见少量较大的白细胞（图 5-5）。

3. 材料与方法　人骨髓中性粒细胞，透射电子显微镜制片。

细胞核呈分叶状，叶间有纤细的染色质丝相连；细胞质中含有许多颗粒，其中呈圆形或椭圆形较大的颗粒，电子密度较高，即嗜天青颗粒（为一种溶酶体）；还有一种呈哑铃形或长椭圆形较小的颗粒，中等电子密度，为特殊颗粒（图5-6），内含溶菌酶和吞噬素。

4. 材料与方法　人骨髓嗜酸性粒细胞，透射电子显微

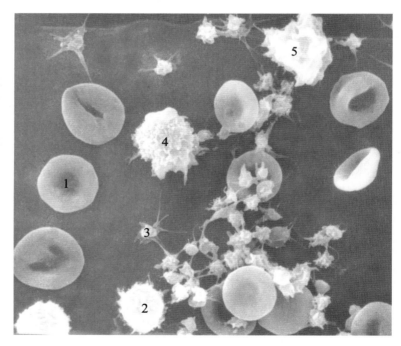

图 5-5　血细胞 5(SEM)

1. 红细胞；2. 白细胞；3. 血小板

Fig. 5-5　Blood cell 5（SEM）

1. erythrocyte；2. leukocyte；3. blood platelet

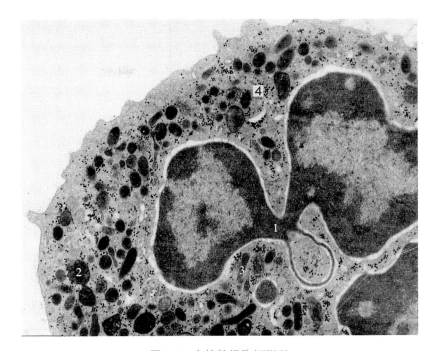

图 5-6 中性粒细胞(TEM)

1.分叶核；2.嗜天青颗粒；3.特殊颗粒；4.糖原

Fig. 5-6 Neutrophil(TEM)

1. polymorphonuclear；2. azurophilic granule；3. specific granule；4. glycogen

镜制片。

细胞质中充满颗粒，颗粒基质中有长方形或不规则形结晶体（图 5-7）。

5. 材料与方法 人骨髓嗜碱性粒细胞，透射电子显微镜制片。

细胞质中可见大小不等，分布不均，电子密度较高的颗粒（图 5-8）。

（二）红骨髓

材料与方法 人红骨髓涂片，Giemsa 染色。

高倍镜：在大量成熟的血细胞中可见处于不同发育阶段的各系血细胞。

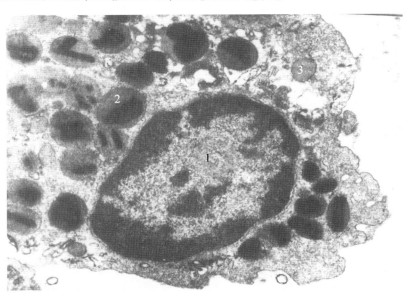

图 5-7 嗜酸性粒细胞(TEM)

1.细胞核；2.嗜酸性颗粒；3.线粒体

Fig. 5-7 Eosinophil(TEM)

1. nucleus；2. eosinophilic granule；3. mitochondria

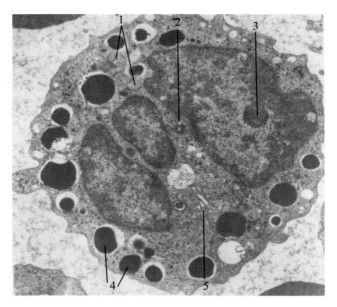

图 5-8　嗜碱性粒细胞(TEM)

1.线粒体；2.中心粒；3.细胞核；4.嗜碱性颗粒；5.高尔基复合体

Fig. 5-8　Basophil(TEM)

1. mitochondria；2. centriole；3. nucleus；4. basophilic granules；5. Golgi complex

1. 红细胞系

（1）原红细胞：胞体与胞核均大而圆，细胞质呈强嗜碱性，核染色质为细粒状，核仁大，多为2～3个。

（2）早幼红细胞：细胞略小，细胞质呈嗜碱性，细胞核圆形，稍小，染色质颗粒变粗，偶见核仁。

（3）中幼红细胞：细胞小，细胞质具有蓝色和橘红色相间的多染性；细胞核进一步变小，染色质呈深染的块状。

（4）晚幼红细胞：细胞质为橘红色；细胞核小而固缩，深蓝色，常偏位。

2. 粒细胞系

（1）原粒细胞：细胞体与细胞核均大而圆；细胞质嗜碱性，呈蓝色；染色质呈细网状，核仁1～2个。

（2）早幼粒细胞：细胞体略大，细胞质呈弱嗜碱性，出现少量嗜天青颗粒、嗜酸性颗粒及嗜碱性颗粒；细胞核变小，染色质稍粗，偶见核仁。

（3）中幼粒细胞：已如成熟粒细胞大小，细胞质嗜碱性进一步减弱，含较多颗粒，故能明确分辨出中性、嗜酸和嗜碱性三种粒细胞。

（4）晚幼粒细胞：细胞质中颗粒明显增多；核小，细胞核一侧凹陷呈肾形，染色质致密呈块状，染色较深。

3. 巨核细胞系　巨核细胞是骨髓中体积最大的细胞，细胞体大而不规则，细胞核大呈多钝突的不规则形，细胞质呈弱嗜碱性.含丰富的紫红色血小板颗粒。

（三）示教（网织红细胞）

材料与方法　人血涂片,煌焦油蓝染色。该法可特异性地显示网织红细胞中残留的核糖体。

高倍镜:网织红细胞内有被染为蓝色的细网、细线和颗粒状结构。

（赵慧）

第六章

软 骨 和 骨

一、实验目的

(1) 掌握透明软骨和骨组织中骨质和细胞成分的结构特点和功能。

(2) 掌握长骨的结构。

(3) 了解纤维软骨、弹性软骨的光镜结构。

(4) 了解骨形成的基本过程及骨的改建。

二、实验内容

(一) 透明软骨

材料与方法 人气管,HE 染色。

肉眼观: 管壁中染为深蓝色很厚的部分为透明软骨。

低倍镜: 软骨表面染为粉红色的致密结缔组织为软骨膜。其内侧为软骨组织,基质嗜碱性、均质状,其中看不到纤维成分。构成软骨囊的基质因嗜碱性强而成深蓝色。软骨囊内即为软骨陷窝,软骨细胞位于其中。软骨周边的软骨细胞较小,扁椭圆形。近软骨中央,软骨细胞体积增大,并有多个软骨细胞共存于一个软骨陷窝内(同源细胞群)。由于在制片过程中,多数软骨细胞收缩而成多突起状(人工假象),细胞核浓缩而成小圆形,深蓝色,细胞质中常有空泡(图 6-1)。

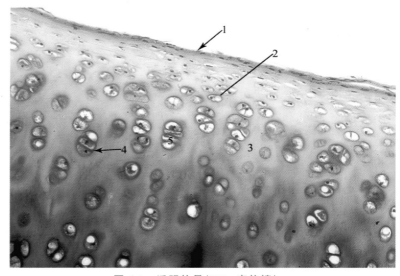

图 6-1 透明软骨(HE,高倍镜)

1. 软骨膜;2. 成软骨细胞;3. 软骨细胞;4. 软骨囊;5. 同源细胞群

Fig. 6-1 Hyaline cartilage(HE, high mag.)

1. perichondrium;2. Immature chondrocyte;3. chondrocyte;

4. cartilage capsule;5. isogenous group

（二）纤维软骨

材料与方法　人椎间盘,HE 染色。

肉眼观:切片的周边部染为粉红的部分为纤维软骨(构成纤维环);中央染为蓝色的部分为髓核。

低倍镜:大量平行或交叉排列的胶原纤维束以髓核为中心环向走行,软骨细胞较少,排列成行。髓核呈强嗜碱性、不规则状。

高倍镜:大量胶原纤维束染为粉红色,其间的软骨细胞呈梭形或杆状,细胞界限不清,软骨囊不明显(图 6-2)。

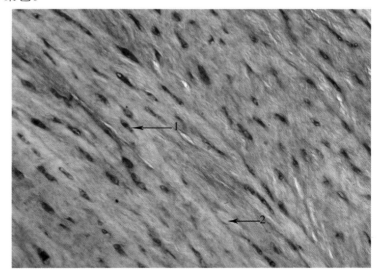

图 6-2　纤维软骨(HE,高倍镜)

1.软骨细胞;2.胶原纤维

Fig. 6-2　Fibrous cartilage(HE,high mag.)

1. chondrocyte;2. collagen fiber

（三）弹性软骨

材料与方法　人耳廓,来复红染色。

肉眼观:切片中央染为紫色、很厚的部分为弹性软骨,周边色浅的部分为皮肤。

低倍镜:软骨表面有薄层软骨膜,软骨基质中紫蓝色的弹性纤维交织成网,软骨细胞位于软骨陷窝内(图 6-3)。

（四）骨

1.材料与方法　人长骨(横断),HE 染色。骨组织由于钙盐沉积而坚硬,故在固定后需在盐酸溶液中脱钙方可切片,但细胞成分受到破坏因而成像不佳。

肉眼观:切片上呈光滑弧形的一侧为外环骨板所在,其对侧不甚规则,为内环骨板所在。

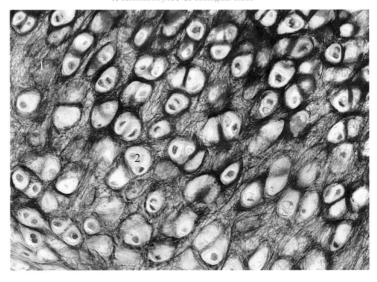

图 6-3　弹性软骨(来复红染色,高倍镜)

1.弹性纤维;2.软骨细胞

Fig. 6-3　Elastic cartilage(aldehyde-fuchsin staining,high mag.)

1. elastic fiber;2. chondrocyte

低倍镜:

(1)外环骨板:靠近骨外表面,环形排列的十几层骨板构成。

（2）内环骨板：靠近骨髓腔、环形排列较薄的骨板，由于各部位骨板层数不等，故结构不规则。

（3）骨单位（哈弗斯系统）：位于内、外环骨板之间的圆形结构。骨板围绕中央管呈同心圆状排列。

（4）间骨板：位于骨单位之间，由一些半环形或不规则形骨板构成。

（5）穿通管：切片上纵切和横切的管道。在两中央管间常有穿通管相连，中央管和穿通管内均有少量疏松结缔组织及小血管。

高倍镜：

（1）骨陷窝：位于骨板之间，呈梭形。

（2）骨小管：不清晰，染色较浅，通过调节显微镜的细螺旋可见，与骨陷窝相连，且相邻骨陷窝间的骨小管相连通。

（3）骨细胞：位于骨陷窝内，仅见深染的细胞核。

（4）黏合线：骨单位表面的环形轮廓线，骨小管不越过黏合线。

2.材料与方法 人长骨（横断），硫瑾染色。

肉眼观：同 HE 染色标本，只是染为橙黄色。

低倍镜和高倍镜：可清晰显示骨陷窝和骨小管

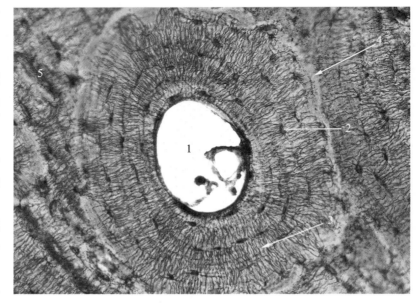

图 6-4 哈弗斯系统（骨磨片，硫瑾染色，高倍镜）
1.中央管；2.骨陷窝；3.骨小管；4.黏合线

Fig. 6-4 **Haversian system（ground bone，thionin staining，high mag. ）**
1. central canal；2. bone lacunae；3. bone canaliculus；4. cement line

及骨小管之间相互连通的状态。骨板被染为棕黄色，其深浅与年龄有关，故间骨板色较深（图 6-4）。

（五）骨发生

1.材料与方法 新生儿指骨（骨干与一侧骺端，纵断），HE 染色。

肉眼观：在骨干部的边缘为原始骨组织，中央为骨髓腔。最宽的部位为骺端，染为淡蓝色区域为软骨区。需重点观察这一区域。

低倍镜：

（1）软骨储备区（静止区）：很薄，为透明软骨，基质（淡蓝色或无色）中有许多不规则排列的软骨陷窝，内有胞体较小的软骨细胞（图 6-5）。

（2）软骨增生区：在软骨储备区的骨干侧，多个扁平的软骨细胞排列成行，形成大量细胞柱

（图 6-5）。

（3）软骨钙化区：软骨细胞进一步增大，细胞质呈空泡变性，核固缩（小而深染）；软骨基质变薄（该处沉积的钙盐已被脱去）。此区的骨干侧可见破骨细胞附着于软骨基质（图6-5）。

（4）成骨区（骨化区）：此区钙化的软骨基质已被破骨细胞破坏，形成许多小隧道，并有血管侵入。成骨细胞在残留的软骨基质（染为蓝灰色）表面排列成行，紧贴着染为粉红色的骨小梁（图6-5）。

（5）骨髓腔：骨小梁被破骨细胞破坏，很多小腔合并为大腔，即骨髓腔，其中充满红骨髓（网状组织构成网状支架，网眼中为发育不同阶段的血细胞）。

高倍镜：

（1）成骨细胞：单层排列成行贴附于骨小梁表面，矮柱状或星状，细胞质嗜碱性（图6-6）。

（2）破骨细胞：多位于钙化的软骨基质及骨小梁的凹陷处，单个存在，胞体大而不规则；含有多个深染的细胞核；细胞质丰富，强嗜酸性，染为深红色（图6-6）。

2. 材料与方法 胎儿颅骨，HE 染色。

低倍镜：此标本为扁平状。大部分组织为胚胎性结缔组织，其中染为深粉红色、大小不等、形态不一的骨组织为原始骨小梁。骨小梁表面可见一层规则排列的成骨细胞。

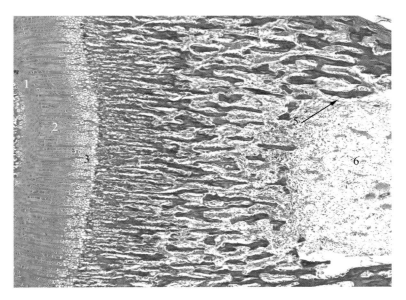

图 6-5　骨发生（HE，低倍镜）

1.软骨储备区；2.软骨增生区；3.软骨钙化区；4.成骨区；5.骨小梁；6.骨髓腔

Fig. 6-5　Osteogenesis（HE，low mag.）

1. zone of resting cartilage；2. zone of proliferation；3. zone of calcification；

4. zone of ossification；5. bone trabecula；6. bone marrow cavity

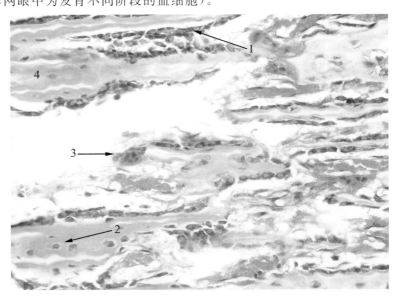

图 6-6　骨发生（HE，高倍镜）

1.成骨细胞；2.骨细胞；3.破骨细胞；4.骨小梁

Fig. 6-6　Osteogenesis（HE，high mag.）

1. osteoblast；2. osteocyte；3. osteoclast；4. bone trabecula

3. 材料与方法 人成骨细胞,透射电子显微镜制片。

细胞质中大量粗面内质网和发达的高尔基复合体,细胞靠近骨质面有许多与成骨有关的基质小泡(图 6-7)。

4. 材料与方法 人破骨细胞,透射电子显微镜制片。

该细胞内含多个细胞核;在骨质面可见皱褶缘(细胞膜折叠形成);细胞质中可见溶酶体、吞饮泡和大量线粒体(图 6-8);细胞一侧电子密度低,为亮区,其内含有微丝和微管,无其他细胞器。

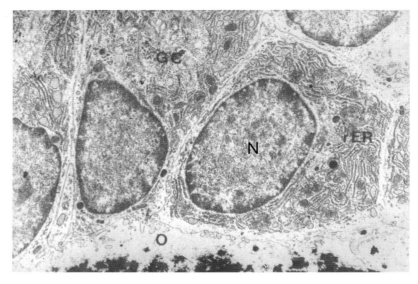

图 6-7 成骨细胞(TEM)

N 表示细胞核;rER 表示粗面内质网;GC 表示高尔基复合体;
O 表示类骨质;箭头表示基质小泡

Fig. 6-7 Osteoblast(TEM)

nucleus(N); rough endoplasmic reticulum(rER); golgi complex(GC);
osteoid(O); The Arrowhead indicates matrix vesicles

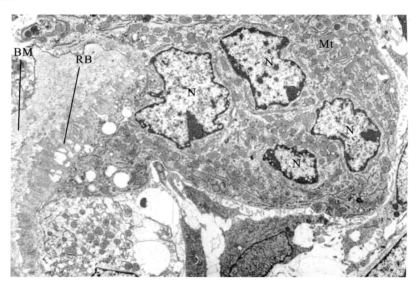

图 6-8 破骨细胞(TEM)

RB 表示皱褶缘;Mt 表示线粒体;N 表示细胞核;BM 表示骨基质

Fig. 6-8 Osteoclast(TEM)

ruffled border(RB); mitochondria(Mt); nucleus(N); bone matrix(BM)

5. 材料与方法 人骨细胞,透射电子显微镜制片。

骨细胞位于骨陷窝内,其突起位于骨小管,细胞核椭圆形,细胞质中细胞器不发达(图6-9)。

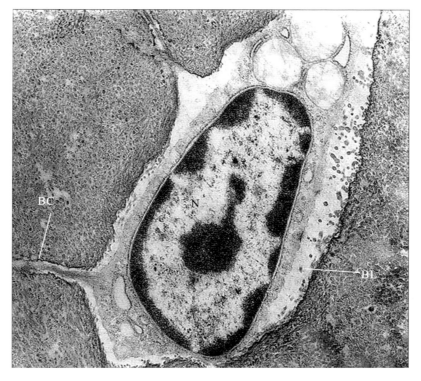

图 6-9 骨细胞(TEM)

N 表示细胞核；BC 表示骨小管；BL 表示骨陷窝

Fig. 6-9 Osteocyte(TEM)

nucleus(N)；bone canaliculus(BC)；bone lacuna(BL)

（冯先玲）

第七章

肌 组 织

一、实验目的

(1) 掌握三种肌组织的光镜结构特点。

(2) 掌握骨骼肌和心肌超微结构及其与功能的关系。

(3) 了解平滑肌的超微结构。

二、实验内容

(一) 骨骼肌

1. 材料与方法 大鼠骨骼肌，偶氮桃红染色。该方法可特异性地把肌原纤维的暗带染为桃红色。

肉眼观：标本上长形组织为骨骼肌纵断面，圆形组织为骨骼肌横断面。

低倍镜：骨骼肌纵断面可见长带状桃红色骨骼肌纤维平行排列，横断面骨骼肌纤维呈圆形或多边形。由于肌纤维收缩造成很大的细胞间空隙（人工假象），故每个肌纤维的界限十分清楚。肌纤维之间有少量染成黄色的结缔组织和血管。

高倍镜：纵断面上肌纤维显示明暗相间的横纹；

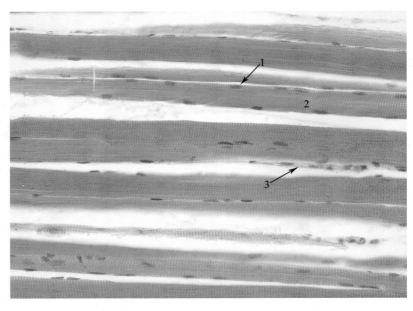

图 7-1　骨骼肌 1(纵断，偶氮桃红染色，高倍镜)

1.骨骼肌纤维；2.细胞核；3.肌内膜

Fig. 7-1　Skeletal muscle 1(longitudinal section，azocarmine staining，high mag.)

1. skeletal muscle fiber；2. nucleus；3. endomysium

部分肌纤维中肌原纤维之间由于出现细胞间空隙（人工假象）而清晰可辨；每个肌纤维均有多个长椭圆形核，位于细胞周边。肌纤维横断面细胞质中肌原纤维呈点状分布，细胞核位于细胞周边（图

7-1、图 7-2)。

2. 材料与方法 大鼠骨骼肌,铁苏木素染色。

肉眼观:标本上仅见长形蓝黑色骨骼肌纵断面。

低倍镜:肌纤维细带状,平行排列,宽窄略相等,染成蓝色,并呈现明暗相间的横纹。肌纤维之间结缔组织淡染。

高倍镜:带状长形肌纤维,细胞核多个,椭圆形,位于肌膜下。肌纤维明暗相间的横纹中色深部分为暗带(A 带),色浅的部分为明带(I 带),仔细观察,在暗带的中间可见一条浅色的线,即 H 带,M 线看不到;在明带中间有一条深色的线,即 Z 线(图7-3)。

3. 材料与方法 小鼠骨骼肌,透射电子显微镜制片。

骨骼肌的纵切面,肌原纤维由粗细肌丝规则排列而成,粗肌丝中央固定于 M 线,两端游离;细肌丝一端附着于 Z 线,另一端游离穿插于粗肌丝之间,终止于 H 带外侧。I带中间为 Z 线,两侧为细肌丝;H 带中间为 M 线,两侧为粗肌丝;H 带两侧的暗带区域(A 带)两种肌丝皆有。肌原纤维之间可见线粒体、横小管横断面、肌浆网终池等结构。与

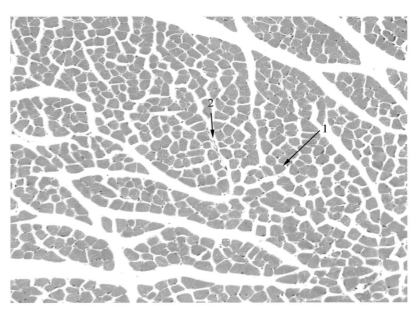

图 7-2 骨骼肌 2(横断,偶氮桃红染色,高倍镜)

1. 骨骼肌纤维;2. 肌束膜

Fig. 7-2 Skeletal muscle 2(transverse section,azocarmine staining,high mag.)

1. skeletal muscle fiber;2. perimysium

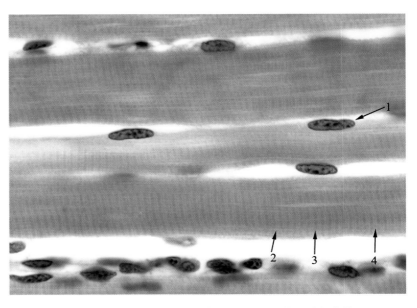

图 7-3 骨骼肌 3(纵断,铁苏木素染色,油镜)(天津医科大学供图)

1. 细胞核 2. 明带 3. 暗带 4.Z 线

Fig. 7-3 Skeletal muscle 3(longitudinal section,iron hematoxylin staining,oil immersion objective)

1. nucleus;2. I-band;3. A-band;4. Z-line

明、暗带相交处可见中间为横小管，两侧为终池的三联体（图7-4）。

（二）心肌

1. 材料与方法　人心脏（纵断），HE染色。

肉眼观：肥厚部为心室壁，较薄部位为心房壁，两者之间狭长的组织伸向内侧，为心瓣膜；其对侧为心外膜。重点观察心室壁。

低倍镜：由于心肌层内心肌纤维走行方向不一，不同区域可观察到心肌纤维的不同切面。心室壁心肌层可见纵断、横断和斜断的心肌纤维。分别找到纵断、横断和斜断心肌纤维观察。

高倍镜：在纵断面上，心肌纤维呈矮柱状，两端以分支与相邻心肌纤维连接。连接处有红色短细线状的闰盘。心肌纤维核呈卵圆形，1～2个，位于细胞中央；核周细胞质淡染，可含有棕黄色脂褐素颗粒。细胞周边细胞质呈深粉红色；在此HE染色切片上横纹不如骨骼肌明显（图7-5）。肌纤维间有疏松结缔组织相连。在横切面上心肌纤维呈圆形或椭圆形，细胞核位于中央，核周围肌浆丰富，染色浅，横断的肌丝束呈点状（图7-6）。

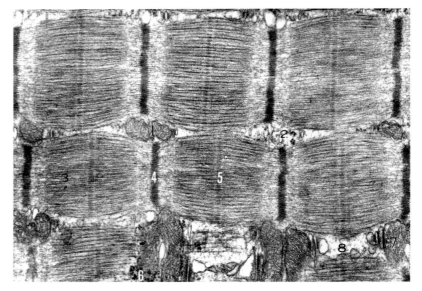

图 7-4　骨骼肌 4（TEM）

1. 线粒体；2. 横小管；3. 肌原纤维；4. Z线；5. M线；6. 糖原颗粒；7. 三联体；8. 肌浆网

Fig. 7-4　Skeletal muscle 4（TEM）

1. mitochondria；2. transverse tubule；3. myofibril；4. Z-line；5. M-line；6. glycogen granule；7. triad；8. sarcoplasmic reticulum

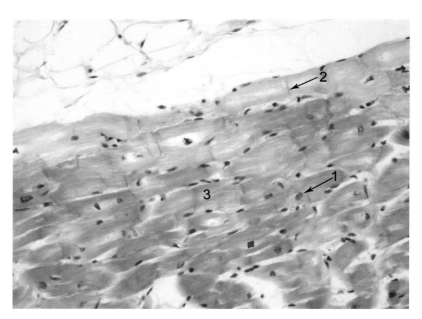

图 7-5　心肌 1（纵切，HE，高倍镜）

1. 细胞核；2. 闰盘；3. 心肌细胞

Fig. 7-5　Cardiac muscle 1（longitudinal section，HE，high mag.）

1. nucleus；2. intercalated disc；3. cardiac muscle cell

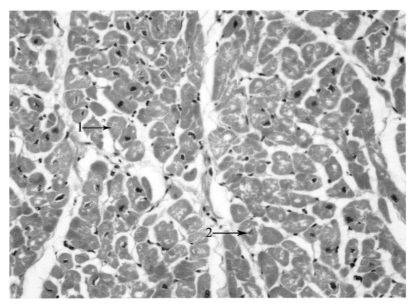

图 7-6 心肌 2(横切，HE，高倍镜)

1.心肌细胞；2.细胞核

Fig. 7-6 Cardiac muscle 2(transverse section，HE，high mag.)

1. cardiac muscle cell；2. nucleus

2. 材料与方法 狗心肌，Hemalum 染色。

肉眼观:组织呈蓝色狭长条状。

低倍镜和高倍镜:此染色法可较清晰地显示心肌纤维的闰盘，呈粗线状，心肌纤维分支明显，相互连接成网(图7-7)。

3. 材料与方法 大鼠心肌,透射电子显微镜制片。

许多平行排列的肌原纤维被粗大的线粒体等结构分隔成肌丝束，因而，心肌没有完整的肌原纤维。粗、细肌丝的排列规律同骨骼肌纤维,肌节明显。肌丝束周围除线粒体外，还有横小管横断面和不发达的终池(二联体)。相邻的心肌纤维以闰盘相连,闰盘

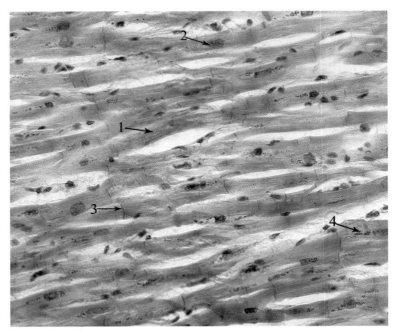

图 7-7 心肌 3(纵切，HE，高倍镜)

1.心肌细胞；2.细胞核；3.闰盘；4.脂褐素颗粒

Fig. 7-7 Cardiac muscle 3(longitudinal section，HE，high mag.)

1. cardiac muscle cell；2. nucleus；3. intercalated disc；4. lipofuscin granules

的横向部分位于 Z 线水平,有中间连接和桥粒;纵向部分有缝隙连接(图7-8)。

(三)平滑肌

材料与方法 人小肠,HE 染色。

肉眼观:肠腔面有若干不规则形大突起,为横切的小肠环形皱襞。平坦侧为小肠壁的肌层和外膜,选择肌层进行观察。

低倍镜:肠腔面的皱襞表面有许多细小突起,为小肠绒毛。平滑肌主要位于平坦侧外表面的内层。可见不同断面的平滑肌束,各层肌纤维排列方向不同。小肠壁肌层平滑肌分为两层:一层为环形平滑肌的横切面(纵行肌);另一层为纵行平滑肌的纵切面(环形肌)。

高倍镜:纵切面上平滑肌细胞界限多不清,仅可见少量细胞呈长梭形,中部宽,两端细;细胞核为长杆状,并可因细胞收缩而出现扭曲,其位置居细胞中央;细胞质为粉红色。由于肌纤维间结缔组织较少,故细胞轮廓隐约可见(图7-9)。横切面上平滑肌细胞呈大小不等的圆形,少数细胞中可见圆形核,多数细胞则由于切在平滑肌纤维的两端而只见细胞质,不见细胞核(图7-10)。

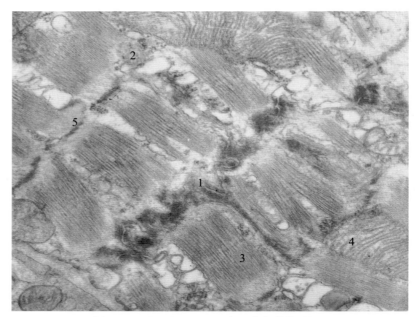

图 7-8　心肌 4(TEM)(天津医科大学供图)
1.闰盘;2.肌浆网;3.肌丝束;4.线粒体;5.Z 线
Fig. 7-8　Cardiac muscle 4(TEM)
1. intercalated disc;2. sarcoplasmic reticulum;3. myofibrillar bundles;
4. mitochondria;5. Z-line

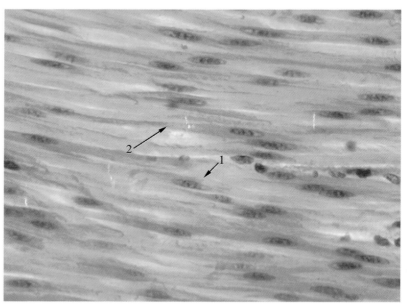

图 7-9　平滑肌 1(纵切,HE,高倍)(天津医科大学供图)
1.细胞核;2.平滑肌纤维
Fig. 7-9　Smooth muscle 1(longitudinal sections,HE,high mag.)
1. nucleus;2. smooth muscle fiber

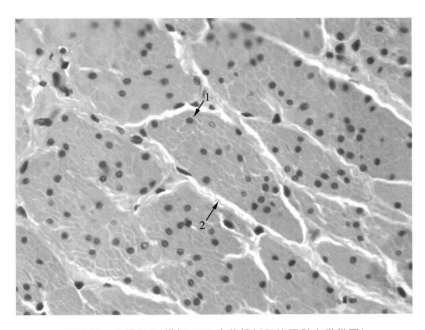

图 7-10　平滑肌 2（横切，HE，高倍镜）（天津医科大学供图）

1. 细胞核；2. 结缔组织

Fig. 7-10　Smooth muscle 2（transverse sections，HE，high mag.）

1. nucleus；2. connective tissue

（崔红梅）

第八章

神经组织

一、实验目的

（1）掌握神经元的光、电镜结构特点。

（2）掌握神经纤维的光镜结构、突触的超微结构。

（3）掌握运动终板的光、电镜结构。

（4）熟悉神经胶质细胞的分类、结构和功能。

（5）了解各种感受器的光镜结构。

二、实验内容

（一）神经元

1. 材料与方法　脊髓（横断），快蓝-焦油紫染色。此染色法将各种细胞核及神经元中的尼氏体染为紫色，将神经纤维染为亮蓝色。

肉眼观：在标本中央淡染的蝴蝶形结构为灰质；其宽大的两端为前角；相对的两个狭长部分为后角。其周围被染为亮蓝色的结构为白质。重点观察灰质。

低倍镜：在脊髓灰质前角可见许多体积大、有突起的神经元，其中体积最大者为运动神经元。神经元周围可见大量细胞核，体积较小，细胞质未着色为神经胶质细胞。重点观察前角运动神经元。

高倍镜：运动神经元胞体呈多角形（从胞体发出突起，由于切片原因，仅见突起根部）。细胞核大而圆，居中，常染色体多，淡染，核仁也大而圆、深染，形似鸟眼。胞质中充满嗜碱性紫蓝色块状或颗粒状尼氏体（电镜下是粗面内质网和游离核糖体积聚而成）。突起的细胞质中含尼氏体者为树突，无尼氏体者为轴突，轴突起始部为轴丘呈锥形、淡染（图 8-1）。

2. 材料与方法　兔脊髓（横断），镀银染色。此法可特异性地显示神经元细胞质中的神经原纤维。

肉眼观：在标本中央黄色蝴蝶形结构为灰质；其宽大的两端为前角；相对的两个狭长部分为后角。周围被染为浅黄色的结构为白质。重点观察灰质。

高倍镜：脊髓灰质前角的神经元细胞质染为黄色，神经原纤维染为棕色细丝状，在胞体中交织成网，在突起中成束状排列（图 8-2）。神经原纤维是神经元的细胞骨架，还参与细胞内物质运输等功能。

3. 材料与方法　大脑神经元，透射电子显微镜制片。

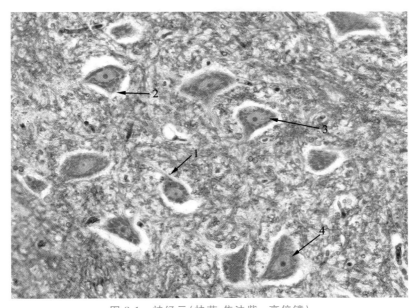

图 8-1　神经元（快蓝-焦油紫，高倍镜）

1. 树突；2. 轴突；3. 尼氏体；4. 细胞核

Fig. 8-1　Neuron(Luxol Fast Blue-Cresyl Violet staining，high mag.)

1. dendrite；2. axon；3. nissl body；4. nucleus

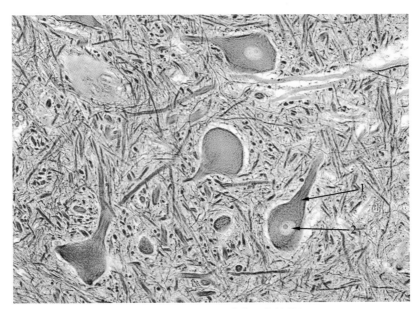

图 8-2　神经元（镀银染色，高倍镜）

1. 神经原纤维；2. 细胞核

Fig. 8-2　Neuron(silver staining，high mag.)

1. neurofibril；2. nucleus

　　神经元胞体中细胞器丰富，粗面内质网和游离核糖体聚集（光镜下的尼氏体），高尔基复合体发达。细胞体周围可见突触小体、神经纤维等结构。从胞体发出的突起中富含大量纵行微管和线粒体（图 8-3）。

（二）神经胶质细胞

1. 材料与方法　兔大脑，金升汞法染色。该染色法特异性地将星形胶质细胞染为黑色。

肉眼观：色淡部为大脑灰质，色深部为白质。重点观察大脑灰质。

高倍镜：在大脑灰质中有许多胞体和胞核均很大，未显示细胞突起的结构为神经元的胞体部（由于切片厚，需不断运用细螺旋以调节焦距）；还有许多无明显突起的小细胞为小胶质细胞或少突胶质细胞的胞体部。有许多淡黑色突起的细胞为原浆性星形胶质细胞。其突起短而粗，分支多。在白质中可见纤维性星形胶质细胞，与原浆性星形胶质细胞相比，突起细长，分支较少。两种类型星形胶质细胞的突起末端膨大为脚板，贴附于血管壁，形成神经胶质膜，构成血脑屏障（图 8-4）。

2. 材料与方法　兔大脑，Rio-Honesa 镀银法染色。此染色法可同时显示少突胶质细胞与小胶质细胞，将其突起染为棕黑色。

肉眼观：色淡部为大脑灰质，色深部为白质。重点观察大脑灰质。

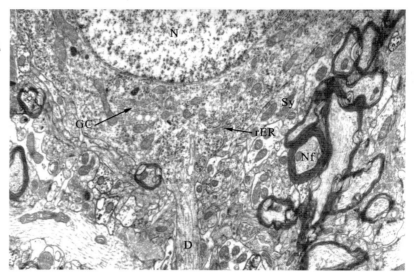

图 8-3　神经元（TEM）

N 表示细胞核；GC 表示高尔基复合体；rER 表示粗面内质网；

D 表示树突；Sy 表示突触；Nf 表示神经纤维

Fig. 8-3　Neuron（TEM）

nucleus（N）；golgi complex（GC）；rough endoplasmic reticulum（rER）；

dendrite（D）；synapse（Sy）；nerve fiber（Nf）

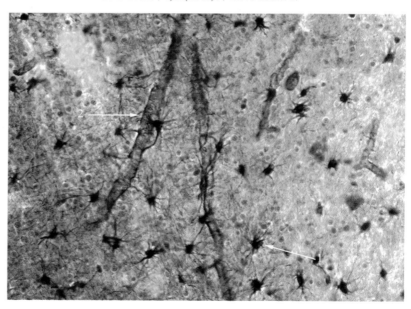

图 8-4　星形胶质细胞（金升汞法染色，高倍镜）

1. 星形胶质细胞；2. 血管

Fig. 8-4　Astrocyte（gold-sublimate method staining，high mag.）

1. astrocyte；2. vessel

高倍镜：少突胶质细胞为圆形或卵圆形，胞体小，从胞体发出 3～5 条短而分支少的突起，常呈串珠状（切片厚，需不断调焦）；小胶质细胞梭形，胞体更小，从胞体发出几个树枝状的细突起（图8-5）。

（三）神经纤维

1. 材料与方法 人坐骨神经，HE染色。

肉眼观：长条形组织为坐骨神经纵断面，圆形组织为横断面。

（1）神经纤维（纵断）：

低倍镜：神经束由大量纵行排列的有髓神经纤维组成。

高倍镜：有髓神经纤维中央淡蓝色线样结构为轴突；轴突两侧淡粉色絮状结构为髓鞘（由于制片过程中脂类溶解所致）；髓鞘外侧粉红色结构为神经膜细胞（施万细胞）的细胞质部，在此部位可见其长杆状核为施万细胞核。沿神经纤维纵向寻找，可见相毗邻的神经膜细胞相接部位，此处淡染空泡状，即郎飞结（图8-6）。相邻的两个郎飞结之间的神经纤维为一个结间体，由一个施万细胞包裹轴突或长树突组成。

（2）神经纤维（横断）：

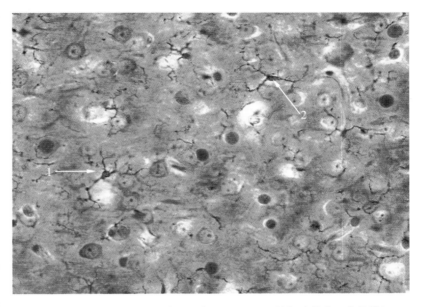

图8-5 少突胶质细胞和小胶质细胞（Rio-Honesa 镀银法染色，高倍镜）

1. 少突胶质细胞；2. 小胶质细胞

Fig. 8-5 Oligodendrocyte and microglia（Rio-Honesa silver staining，high mag. ）

1. oligodendrocyte；2. microglia

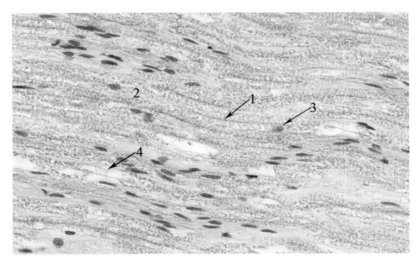

图8-6 神经纤维（纵断，HE，高倍镜）

1. 轴突；2. 髓鞘；3. 施万细胞核；4. 郎飞结

Fig. 8-6 nerve fiber（longitudinal section，HE，high mag. ）

1. axon；2. myelin sheath；3. nucleus of schwann cell；4. ranvier node

低倍镜：标本最外围的结缔组织为神经外膜。其内侧组织主要由圆形、大小不等的神经束构成。包围每一个神经束和其外方的结缔组织构成神经束膜，其中神经束膜上皮为扁平上皮细胞。

高倍镜：神经束由大量有髓及无髓神经纤维构成，有髓神经纤维横切面为圆形，中央呈点状、淡蓝色的结构为轴突；轴突外围淡粉色絮状结构为髓鞘；髓鞘外围一薄层环形粉红色结构为神经膜细胞（施万细胞）的胞质部，在此部位可见施万细胞半月形细胞核。每条神经纤维外围有极少量结缔组织为神经内膜，但常不易分辨。神经纤维之间的圆形或椭圆形的细胞核多为成纤维细胞的细胞核（图8-7）。

2. 材料与方法　神经纤维，锇酸染色。锇酸兼有固定与染色的效果，主要与脂类相结合，使之呈黑色。

高倍镜：此标本中有髓神经纤维的髓鞘因含大量脂类，被锇酸固定并染色，故呈黑色线条，其中可见斜行的淡黄色髓鞘切迹（为施万细胞内、外侧胞质间穿越髓鞘的狭窄通道）。中央纵行的轴突亦为淡黄色（图8-8）。

3. 材料与方法　大鼠有髓神经纤维（横断），透射电子显微镜制片。

由于髓鞘由施万细胞膜环绕轴突形成，故髓鞘为多层电子密度高的膜性结构；中心轴突内微丝、微管和线粒体明显可见（图8-9）。

4. 材料与方法　大鼠无髓神经纤维（横断），透射电子显微镜制片。

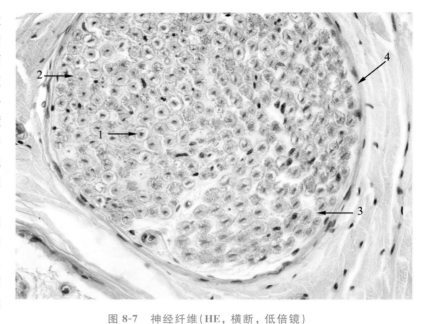

图 8-7　神经纤维（HE，横断，低倍镜）
1. 轴突；2. 髓鞘；3. 神经内膜；4. 神经束膜
Fig. 8-7　nerve fiber（HE，transverse section，low mag.）
1. axon；2. myelin sheath；3. endoneurium；4. perineurium

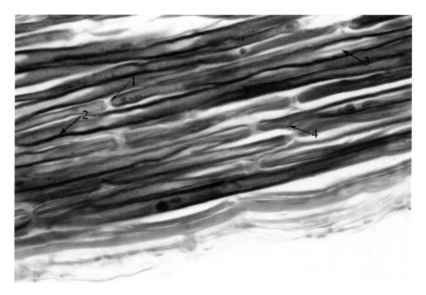

图 8-8　神经纤维（锇酸染色，纵断，高倍镜）（海南医学院供图）
1. 郎飞结；2. 髓鞘；3. 轴突；4. 髓鞘切迹
Fig. 8-8　Nerve fiber（osmic acid，longitudinal section，high mag.）
1. ranvier node；2. myelin sheath；3. axon；4. incisure of myelin

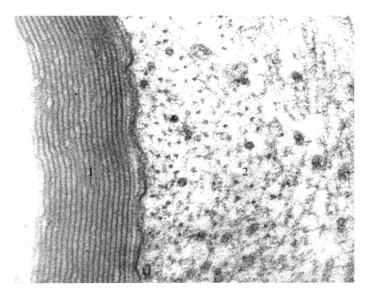

图 8-9 有髓神经纤维(TEM)

1.髓鞘；2.轴突

Fig. 8-9 Myelinated nerve fiber(TEM)

1. myelin sheath；2. axon

多个轴突嵌入施万细胞胞质内，其周围有质膜与施万细胞膜相连。无髓神经纤维轴突结构与有髓神经纤维相同。无髓神经纤维周围可见结缔组织胶原原纤维断面（图8-10）。

5.材料与方法 豚鼠大脑突触，透射电子显微镜制片。

标本上可见膨大的突触小体与神经元的树突棘接触。突触小体内含大量突触小泡和线粒体，它们与突触前膜（增厚的细胞膜）构成突触前成分；突触前、后膜电子密度高，中间的狭缝为突触间隙（图8-11）。

（四）神经末梢

1.材料与方法 人指皮（显示触觉小体），镀银染色。此法将轴突及神经末梢特异地染为黑色。

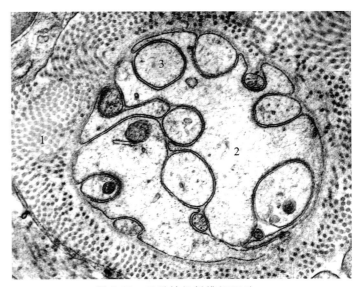

图 8-10 无髓神经纤维(TEM)

1.神经内膜；2.施万细胞；3.轴突

Fig. 8-10 Unmyelinated nerve fiber(TEM)

1. endoneurium；2. schwann cell；3. axon

肉眼观：切片上靠近表面棕黄色均匀的一层组织为表皮深层；其底部染色极淡的部位为真皮。于表皮与真皮衔接部寻找触觉小体。

低倍镜：真皮结缔组织呈乳头状伸入表皮深层，形成真皮乳头。部分真皮乳头内可见到深

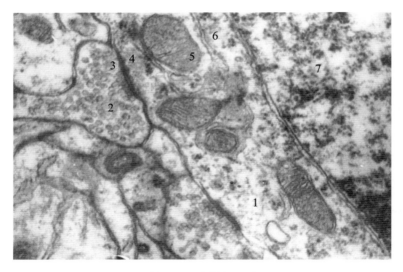

图 8-11　突触（TEM）

1.细胞体；2.突触小泡；3.突触前膜；4.突触后膜；5.线粒体；6.粗面内质网；7.细胞核

Fig. 8-11　Synapse（TEM）

1. soma；2. synaptic vesicles；3. presynaptic membrane；4. postsynaptic membrane；

5. mitochondia；6. rough endoplasmic reticulum；7. nucleus

染的椭圆形触觉小体。

高倍镜：触觉小体呈椭圆形，周围包绕结缔组织囊，小体内有许多横列的扁平细胞。一条黑色较粗的神经纤维分支盘绕扁平细胞间（图 8-12）。

2.材料与方法　人足底皮（显示环层小体），HE 染色。

肉眼观：参看"致密结缔组织"章节相关内容。

低倍镜：在真皮深部可见体积很大的圆形（横断）或椭圆形（纵断）的环层小体。周围是由扁平细胞（核为梭形）构成的多层同心圆状被囊，中央均质状粉红色结构为内棍，内

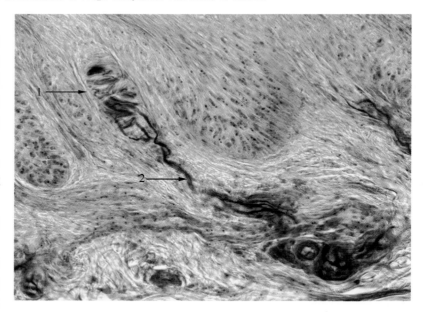

图 8-12　触觉小体（镀银染色，高倍镜）

1.触觉小体；2.神经纤维

Fig. 8-12　Tactile corpuscle（TEM）

1. tactile corpuscle；2. nerve fiber

含染色较深的神经纤维末梢（图 8-13）。注意：在真皮深部尚有大量神经束。请勿与环层小体混淆。

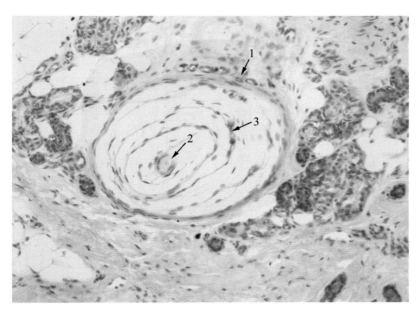

图 8-13　环层小体(HE，低倍镜)(海南医学院供图)

1.结缔组织囊；2.内棍；3.扁平细胞

Fig. 8-13　Lamellar corpuscle(HE，low mag.)

1. connective tissue coat；2. receptor core；3. squamous cells

3.材料与方法 兔骨骼肌(动眼肌,显示运动终板),铺片,氯化金-甲酸浸染。该法将神经纤维及其末梢特异地染为黑色。

肉眼观:可见铺展厚度不均、紫蓝色条纹状骨骼肌薄片。

低倍镜:铺展不规则排列的骨骼肌纤维束和神经束。肌纤维呈蓝黑色宽带状,细胞核未着色;神经纤维呈黑色线条状,其末端分支膨大呈爪样附着在骨骼肌纤维上,即为运动终板(图 8-14)。

4.材料与方法 运动终板(大鼠肋间肌),透射电子显微镜制片。

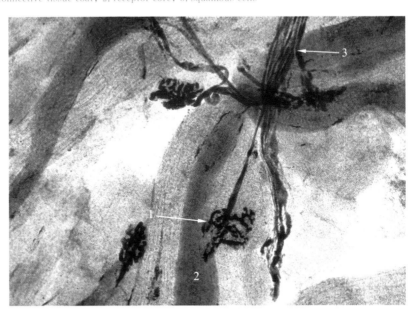

图 8-14　运动终板(氯化金-甲酸浸染，高倍镜)

1.轴突终末；2.骨骼肌纤维；3.神经纤维

Fig. 8-14　Motor end plate(Gold chloride acid dip，high mag.)

1. axonal terminal；2. skeletal muscle fiber；3. nerve fiber

由于神经纤维末端呈爪样附着于骨骼肌纤维细胞膜上,使其局部细胞膜凹陷。此标本可见凹陷的细胞膜(突触后膜)形成许多微皱褶围绕着神经轴突终末(突触前成分),突触后膜靠近轴突终末的部位增厚、电子密度高。轴突终末内富有突触小泡、线粒体和吞饮泡等,周边可见断续增厚的细胞膜,为突触前膜(图 8-15)。

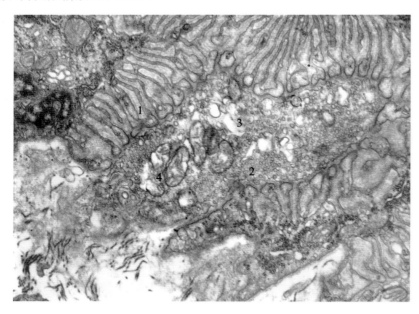

图 8-15 运动终板(TEM)

1.微皱褶(肌膜);2.突触小泡;3.轴突终末;4.线粒体

Fig. 8-15 Motor end plate(TEM)

1. microinfolding;2. synaptic vesicles;3. axon terminal;4. mitochondria

(齐亚灵)

第九章
神经系统

一、实验目的

(1) 熟悉大脑皮质、小脑皮质及脊髓的基本组织学结构。
(2) 掌握血-脑屏障的超微结构。
(3) 了解神经节的基本结构。

二、实验内容

(一) 大脑

1. 材料与方法　人大脑，HE 染色。

肉眼观：两个相邻的大脑回断面，其表层为大脑皮质(灰质)，深层为大脑髓质(白质)。

低倍镜：先区分软脑膜、大脑皮质和髓质，软脑膜位于大脑回的表面，由薄层结缔组织构成，内含许多小血管。大脑皮质主要由神经元和神经胶质细胞构成。在 HE 染色切片上，神经元细胞核相对较大，呈圆形，胞质嗜碱性；神经胶质细胞核较小，深染，其胞质与神经纤维均染成淡粉色，无法区分(图 9-1)。不同形态的神经元以分层方式排列，各层间无明显界限，一般从表面至深层可分为如下六层。

(1) 分子层：位于皮质最表层，神经细胞小而少，排列稀疏，此层染色

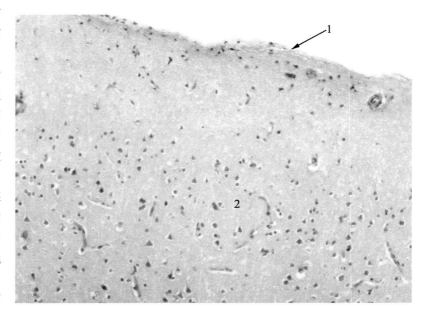

图 9-1　大脑皮质(HE，低倍镜)

1. 软脑膜；2. 灰质

Fig. 9-1　**Cerebral cortex(HE，low mag.)**

1. pia mater；2. gray matter

较淡。

（2）外颗粒层：此层较薄，细胞密集，由较多星形细胞和少量小锥体细胞构成，后者胞体呈锥形。

（3）外锥体细胞层：此层最厚，细胞分布密度较低，主要为中型及小型锥体细胞，以中型锥体细胞占多数。

（4）内颗粒层：细胞分布密集，有许多星形细胞和少量锥体细胞。

（5）内锥体细胞层：主要为分散的大、中型锥体细胞。

（6）多形细胞层：此层较厚，细胞散在，胞体较小，形态多样，多为梭形细胞。

2.材料与方法 人大脑，Cox 染色。此种染色方法为 Golgi 法改良而成，主要显示神经元形态。

肉眼观：可见有大脑沟回断面，其表层大部分为大脑皮质（灰质），深层少部分为大脑髓质（白质）。

低倍镜：大脑皮质可见大量形态各异的神经元，相同形态的神经元分布于一层，其中以锥体形神经元形态最为突出（图 9-2）。高倍镜：锥体形神经元胞体为棕黑色，其顶端树突伸向皮质表面并有分支，胞体侧面的突起较细，轴突伸向髓质（图 9-3）。在神经元胞体和突起周围可见许多黑色细颗粒状突触小体。

3.材料与方法 连续毛细血管（豚鼠大脑）透射电子显微镜制片。

标本中可见连续性毛细血管，其周围有神经胶质膜（星形胶质细胞的脚板形成）附着，毛细血管中血浆不能直接接触神经元，需通过毛细血管内皮、基膜和神经胶质膜进行选择性地物质交换，故称为血-脑屏障（图 9-4）。

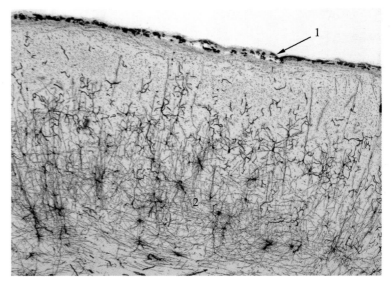

图 9-2 大脑皮质（Cox 染色，低倍镜）
1.软脑膜；2.灰质
Fig. 9-2 Cerebral cortex（Cox staining，low mag.）
1. pia；2. gray matter

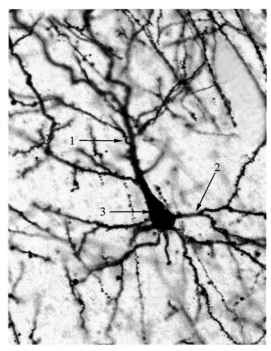

图 9-3 锥体细胞（Cox 染色，高倍镜）
1.树突；2.轴突；3.胞体
Fig. 9-3 Pyramidal cell（Cox staining，high mag.）
1. dendrite；2. axon；3. soma

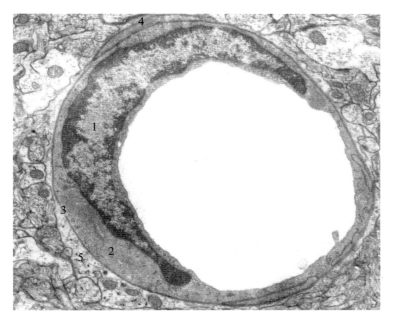

图 9-4　血-脑屏障（TEM）

1.连续毛细血管内皮细胞；2.高尔基复合体；3.基膜；4.周细胞；5.星形胶质细胞脚板

Fig. 9-4　Blood-brain barrier（TEM）

1. continuous capillary；2. golgi complex；3. basement membrane；4. pericyte；5. end feet of astrocyte

（二）小脑

1.材料与方法　人小脑，HE 染色。

肉眼观：小脑可见许多沟回，每个沟回的表层染成淡粉色为皮质，深层染成紫色为髓质。

低倍镜：首先区分软脑膜、小脑皮质和髓质，再选一个小脑回观察（图9-5）。

高倍镜：

（1）软脑膜：位于小脑回的表面，由薄层结缔组织组成，内含小血管。

（2）小脑皮质：由表及里可分为如下三层。

①分子层：为皮质最

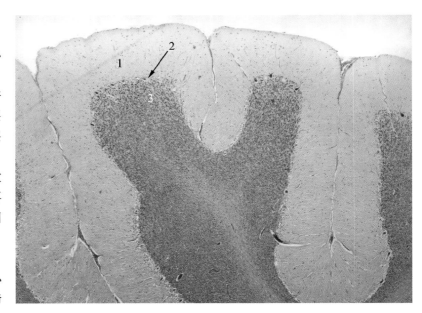

图 9-5　小脑皮质（HE，低倍镜）

1.分子层；2.浦肯野细胞层；3.颗粒层

Fig. 9-5　Cerebellar cortex（HE，low mag.）

1. molecular layer；2. Purkinje cell layer；3. granular layer

浅层,较厚,染色淡,神经元少而分散稀疏,细胞核小,着色深。在 HE 染色标本中不能分辨神经细胞类型。

②浦肯野细胞层:由一层排列规则的浦肯野细胞胞体组成,浦肯野细胞胞体大,呈梨形,核大而圆,位于细胞中央,细胞质中可见点状尼氏体。有些细胞可见到伸向分子层的树突,轴突自胞体底部发出(图9-6)。

③颗粒层:位于小脑皮质最深层,细胞小而密集呈颗粒状,此层染色最深,细胞间可见染成粉红色的团块状结构,为小脑小球。但在 HE 染色的标本中不能辨认颗粒细胞和高尔基细胞。

(3)小脑髓质:染色浅,可见神经胶质细胞核。

2. 材料与方法 人小脑,Cox 染色。

肉眼观:小脑可见许多沟回,每个沟回的表层为皮质,深层为髓质。

低倍镜:小脑皮质分子层可见大量神经纤维断面,其中散在少量小星形细胞和蓝状细胞,前者位于表层,胞体较小,突起多而短;后者位于深层,胞体较大,突起较长。高倍镜:浦肯野细胞层可见浦肯野细胞排列为一行,胞体大,呈梨形,顶端发出分支繁密的主树突伸向分子层,树突上可见许多树突棘。胞体底部发出一条轴突,伸向小脑髓质(图9-7)。浦肯野细胞层深部为颗粒层,内有颗粒细胞和高尔基细胞,前者胞体很小,为圆形,4~5个短树突,末端分支如爪状,常见几个颗粒细胞围成圆形,即小脑小球;后者胞体较大,树突分枝较多,伸向分子层,轴突在颗粒层内分支茂密,与颗粒细胞的树突形成突触。

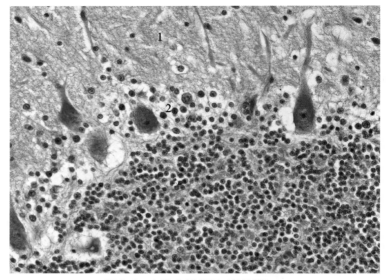

图 9-6 小脑皮质(HE,高倍镜)
1. 分子层;2. 浦肯野细胞层;3. 颗粒层
Fig. 9-6 Cerebellar cortex(HE staining,low mag.)
1. molecular layer;2. purkinje cell layer;3. granular layer

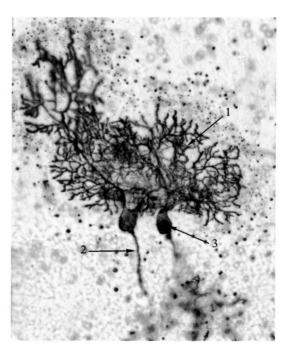

图 9-7 浦肯野细胞(Cox 染色,高倍镜)
1. 树突;2. 轴突;3. 胞体
Fig. 9-7 Purkinje cell(cox staining,high mag.)
1. dendrite;2. axon;3. soma

（三）脊髓

材料与方法 兔脊髓（横断），快蓝-焦油紫染色。

肉眼观：参见第八章神经组织相关内容。

低倍镜：标本周围有一层结缔组织软膜，其表面为单层扁平上皮覆盖。位于灰质中央有中央管，管壁由室管膜上皮围成。前角较宽，内有成群分布、染色深的为运动神经元，周围的神经纤维染成亮蓝色，其间可见许多神经胶质细胞核。脊髓侧角可见成群、较小的交感神经元。脊髓后角内有神经元、神经纤维和神经胶质细胞核。白质中大量神经纤维被横断，其髓鞘被染成亮蓝色，其间可见少量神经胶质细胞核。

（四）脊神经节

材料与方法 人脊神经节，HE 染色。

肉眼观：参见第二章细胞相关内容。

低倍镜：包在脊神经节表面的结缔组织是被膜，内有许多假单极神经元（又称节细胞）成群分布，每一个神经元胞体周围有一层扁平或立方形卫星细胞。神经纤维成束分布于节细胞群之间，多为有髓神经纤维。

高倍镜：节细胞胞体呈圆形，大小不等。细胞核为圆形，居中，染色浅，核仁清晰；细胞质嗜酸性，其内可见嗜碱性细颗粒状尼氏体（电镜下是积聚的粗面内质网和游离核糖体），散在分布（图9-8）。有些细胞质内还可见呈黄褐色的脂褐色素颗粒。

（五）交感神经节

材料与方法 人交感神经节，镀银染色。

低倍镜：表面有结缔组织被膜，内有许多神经节细胞为多极神经元，均匀分布，还可见许多神经纤维。

高倍镜：神经元细胞体呈圆形，大小相等，细胞核圆形，常偏于一侧。

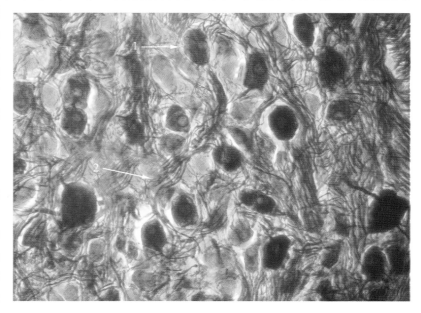

图 9-8 交感神经节（镀银，高倍镜）（海南医学院供图）

1. 神经节细胞；2. 神经纤维

Fig. 9-8 Ganglion sympatheticum（silver staining，high mag. ）

1. ganglion cell；2. nerve fiber

（齐亚灵）

第十章
循环系统

一、实验目的

(1) 掌握大、中、小动脉的结构与功能特点。
(2) 掌握毛细血管的基本结构和分类特点。
(3) 掌握心脏的结构。
(4) 熟悉循环系统管壁的一般结构。
(5) 了解静脉的结构特点。

二、实验内容

(一) 大动脉

1. 材料与方法 人主动脉,HE 染色。

肉眼观: 凹面为管腔面,凸面为外膜部位。

低倍镜: 由腔面向外依次分为内膜、中膜和外膜。

(1) 内膜:单层扁平上皮(内皮)衬于腔面,下方为内皮下层,由较厚的结缔组织及少量平滑肌构成。内弹性膜与中膜的弹性膜相连,故不明显。

(2) 中膜:最厚,由数十层弹性膜和平滑肌构成。弹性膜呈亮粉色波浪状,其间夹有平滑肌细胞、胶原纤维和弹性纤维(图10-1)。

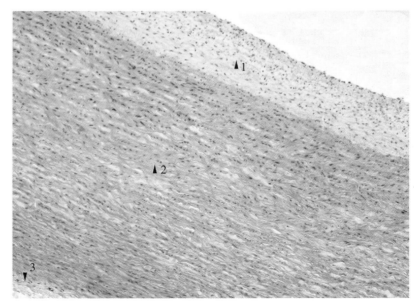

图 10-1　大动脉 1(HE,低倍镜)
1. 内膜;2. 中膜;3. 外膜
Fig. 10-1　Large artery 1(HE,low mag.)
1. tunica intima;2. tunica media;3. tunica adventitia

（3）外膜：外弹性膜不明显，由疏松结缔组织构成，内含管径大小不同的小动脉和小静脉，即营养血管，还有小神经束和脂肪细胞。有的局部外膜的最外层可见间皮覆盖，为胸膜腔的脏层。

2. 材料与方法　人主动脉（横断），来复红染色。

肉眼观：切片为大动脉横断的一部分，呈弧形，凹面为腔面。

低倍镜：大动脉三层分界不明显，特点是大动脉中膜内有染成蓝紫色、呈波浪状的数十层弹性膜（图 10-2）。每层弹性膜间可见弹性纤维。内、外膜中的弹性纤维呈密集条纹状或点状。

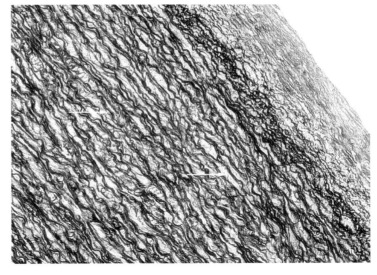

图 10-2　大动脉 2（来复红染色，高倍镜）
箭头表示弹性纤维
Fig. 10-2　Large artery 2（Resorcin fuchsin staining, high mag.）
The arrowhead indicates elastic fiber

（二）中动脉和中静脉

材料与方法　人中动脉和中静脉（横断），HE 染色。

肉眼观：管壁厚、管腔小而圆者为中动脉，管壁薄、管腔大而不规则者为中静脉。

1）中动脉

低倍镜和高倍镜：管壁由腔内向外分为三层膜，即内膜、中膜和外膜。

（1）内膜：内皮位于管腔最内层，为单层扁平上皮；内皮下层较薄可见细密的结缔组织和少量平滑肌；内弹性膜是内膜和中膜的分界线，为一层或几层亮粉色、波浪状弹性膜。

（2）中膜：较厚，由数十层环形平滑肌细胞组成，肌细胞间有少量胶原纤维和弹性纤维。

（3）外膜：厚度与中膜近似，由外弹性膜和疏松结缔组织构成。前者较厚，亮粉色，为纵行排列的弹性纤维（呈点状或线状），是中膜和外膜的分界线；后者内含营养血管（小、动静脉）及神经纤维束等（图 10-3）。

2）中静脉

低倍镜和高倍镜：与中动脉对比观察，中静脉管壁的内膜薄，由内皮和结缔组织组成，内弹性膜不明显；中膜薄，与内膜分界不清，由几层环形平滑肌组成；外膜比中膜厚，由疏松结缔组织构成，其内可见被横断的纵行平滑肌束、小血管和小神经纤维束（图 10-4）。

（三）小动脉和小静脉

材料与方法　人小动脉和小静脉（横断），HE 染色。

1）小动脉

低倍镜：观察大动脉的外膜，选择一个相伴行的小动、静脉。小动脉管腔小而圆，壁较厚；小静脉腔大而不规则，壁较薄。

高倍镜：小动脉内膜可见有内弹性膜紧贴内皮（较细的小动脉则无内弹性膜）；中膜有 2～4

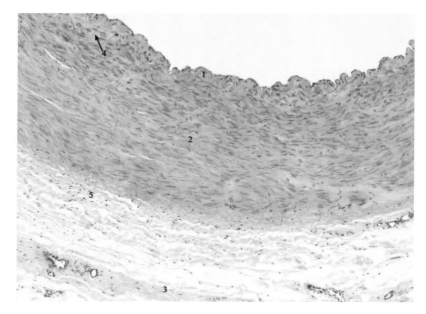

图 10-3　中动脉(HE，低倍镜)

1.内膜；2.中膜；3.外膜；4.内弹性膜；5.外弹性模

Fig. 10-3　Medium sized artery(HE，low mag.)

1. tunica intima；2. tunica media；3. tunica adventitia；4. internal elastic lamina；5. external elastic lamina

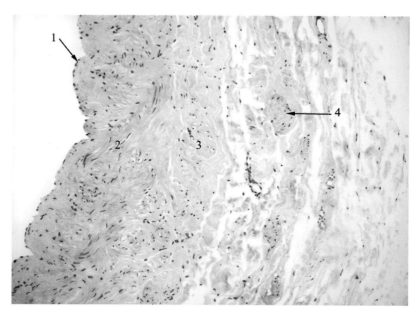

图 10-4　中静脉(HE，低倍镜)

1.内膜；2.中膜；3.外膜；4.纵行平滑肌束

Fig. 10-4　Medium sized vein(HE，low mag.)

1. tunica intima；2. tunica media；3. tunica adventitia；4. longitudinal smooth muscle bundle

层环行平滑肌；外膜为疏松结缔组织，与周围组织无明显界限（图10-5）。

2）小静脉

位于大动脉的外膜。三层膜不明显，中膜可见1~2层平滑肌（图10-5）。

（四）大静脉

材料与方法 人下腔静脉（横断），HE染色。

肉眼观：大静脉壁薄，腔不规则。

低倍镜：管壁三层膜分界不明显，内膜较薄，可见内皮；中膜不发达，可见散在平滑肌细胞。其特点为外膜颇厚，在结缔组织中有大量横断的纵行平滑肌束（图10-6）。有的切片中可见内膜呈薄片状深入管腔，即静脉瓣。

（五）毛细血管

1. 材料与方法 人足底皮肤，HE染色。

低倍镜：位于复层扁平上皮（表皮）与结缔组织（真皮）交界处的结缔组织中。管径颇小。高倍镜：横切面上可见由1~2个内皮细胞围成（图10-7）。

2. 材料与方法 大鼠骨骼肌，透射电子显微镜制片。

标本中可见有一个内皮细胞围成的连续毛细血管，内皮细胞质内有许多

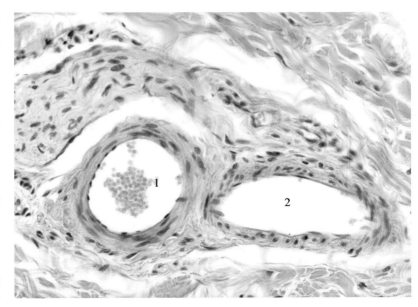

图 10-5 小动脉和小静脉（HE，高倍镜）
1. 小动脉；2. 小静脉
Fig. 10-5 Small artery and small vein（HE，high mag.）
1. small artery；2. small vein

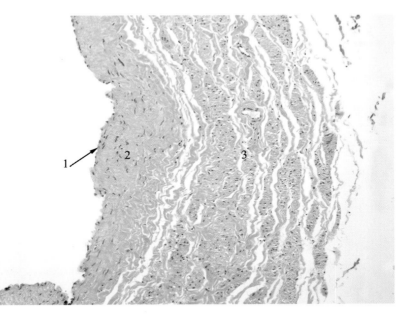

图 10-6 大静脉（HE，低倍镜）
1. 内膜；2. 中膜；3. 外膜
Fig. 10-6 Large vein（HE，low mag.）
1. tunica intima；2. tunica media；3. tunica adventitia

质膜小泡，内皮细胞之间有紧密连接，内皮外基膜完整，可见周细胞部分细胞质（图10-8）。

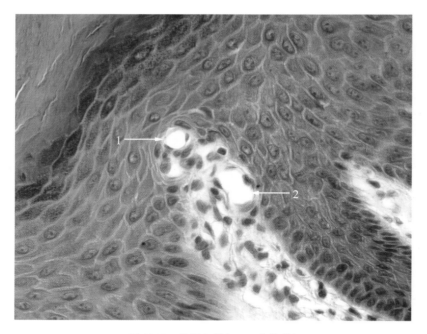

图 10-7 毛细血管（HE，高倍镜）

1.毛细血管；2.毛细淋巴管

Fig. 10-7 Capillary（HE，high mag.）

1. capillary；2. lymphatic capillary

3. 材料与方法 兔颌下腺，透射电子显微镜制片。

标本中可见一个内皮细胞围成的有孔毛细血管，内皮细胞不含核的部分极薄，有许多贯穿胞质的内皮窗孔，内皮细胞之间有紧密连接，内皮外基膜完整，可见周细胞部分胞质（图 10-9）。

（六）心脏

材料与方法 人心脏，HE 染色。

肉眼观：肥厚部为心室壁，较薄部位为心房壁，两者之间狭长的组织伸向内侧，为心瓣膜；其对侧为心外膜。

低倍镜：心房和心室壁的结构基本相同，由内向外分三层，即心内膜、心肌膜和心外膜。

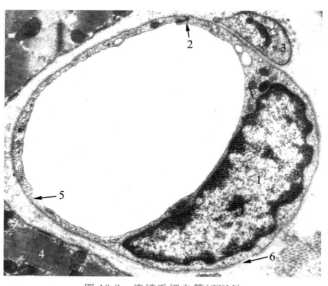

图 10-8 连续毛细血管（TEM）

1.内皮细胞；2.紧密连接；3.周细胞；4.肌组织；5.质膜小泡；6.基膜

Fig. 10-8 Continuous capillary（TEM）

1. endothelium；2. tight junction；3. pericyte；4. muscle tissue；

5. plasmalemma vesicles；6. basement membrane

（1）心内膜：内皮衬于心腔的内面，为单层扁平上皮；内皮下层为一薄层细密的结缔组织；

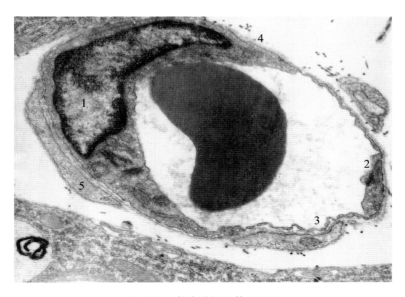

图 10-9 有孔毛细血管(TEM)

1. 内皮细胞；2. 紧密连接；3. 窗孔；4. 基膜；5. 周细胞

Fig. 10-9 Fenestrated capillary(TEM)

1. endothelium；2. tight junction；3. fenestrae；4. basement membrane；5. pericyte

心内膜下层也由结缔组织组成，但是内含心脏传导系统的分支即浦肯野纤维及小血管（图 10-10）。

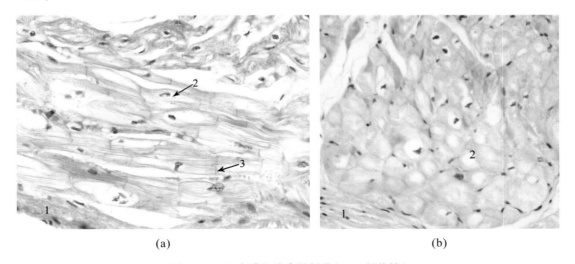

(a)　　　　　　　　　　　　　　　(b)

图 10-10 心内膜和浦肯野纤维(HE，低倍镜)

1. 内皮下层；2. 浦肯野纤维

Fig. 10-10 Endocardium and Purkinje fiber(HE，low mag.)

1. subendothelial layer；2. Purkinje fiber

　　(2) 心肌膜：较厚，由不同断面的心肌细胞构成，其间有少量结缔组织和丰富的毛细血管。

　　(3) 心外膜：由浆膜构成（即心包脏层），包括最外层的间皮和深部薄层结缔组织。内含小血管、小神经束和大量脂肪细胞（图 10-11）。

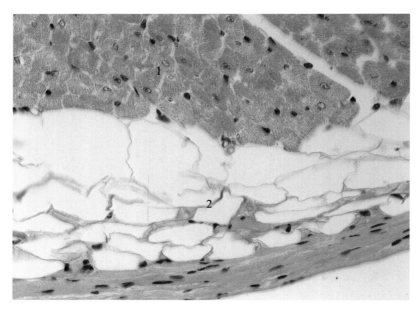

图 10-11　心肌膜和心外膜(HE，高倍镜)

1. 心肌膜；2. 心外膜

Fig. 10-11　Myocardium and epicardium(HE，high mag.)

1. myocardium；2. epicardium

　　心瓣膜为心内膜向心腔内折叠而成,其两面覆盖内皮,中间为细密的结缔组织。

　　高倍镜:心内膜有心脏传导系统的分支即浦肯野纤维。浦肯野纤维与心肌纤维相比短而粗,细胞核位于中央,细胞质内肌丝少且分布于细胞周边,故细胞核周围肌浆丰富,染色淡(图10-10)。细胞可见闰盘。

(李金茹)

第十一章
免 疫 系 统

一、实验目的

（1）掌握胸腺、淋巴结和脾的一般结构与功能。

（2）掌握淋巴小结与弥散淋巴组织的结构与功能。

（3）了解免疫的概念及免疫系统的组成。

二、实验内容

（一）胸腺

1. 材料与方法　人幼儿胸腺，HE 染色。

肉眼观：切片呈不规则形，表面为被膜，隐约可见胸腺小叶，小叶周边染色深为皮质，中央染色浅为髓质。

低倍镜：

（1）被膜：位于胸腺表面，由薄层结缔组织构成。被膜结缔组织向实质伸入形成小叶间隔，将实质分割成许多不完全分隔的小叶。结缔组织中可见数量不等的脂肪细胞。

（2）胸腺小叶：大小不等，皮质淋巴细胞数量多且排列紧密，胸腺上皮细胞数量少，故染色深；相邻小叶间的髓质相互连续，其内胸腺上皮细胞较多，淋巴细胞相对较少，故染色浅，髓质内含椭圆形或不规则形胸腺小体（图 11-1）。

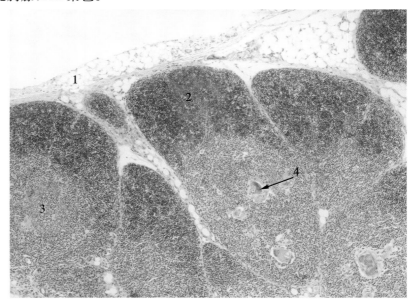

图 11-1　幼儿胸腺（HE，低倍镜）

1.被膜；2.皮质；3.髓质；4.胸腺小体

Fig. 11-1　Infant thymus（HE，low mag.）

1. capsule；2. cortex；3. medulla；4. thymic corpuscle

高倍镜：胸腺上皮细胞核较大，呈椭圆形，染色浅，核仁清楚；核周围隐约可见粉染的胞质；其突起多不易辨认。胸腺小体呈椭圆形或不规则形，大小不等，由数层呈同心圆排列的扁平胸腺上皮细胞围成。小体中央的细胞已变性，呈嗜酸性染色，周边的胸腺上皮细胞染色较浅（图11-2）。皮质和髓质内均可见许多毛细血管。

2. 材料与方法　成人胸腺，HE染色。

肉眼观：切片呈不规则形，表面为被膜，可见胸腺小叶。

低倍镜：成人胸腺的结构特点是胸腺实质内淋巴组织减少，脂肪组织增多。

3. 材料与方法　大鼠胸腺皮质，透射电子显微镜制片。

标本中间胸腺上皮细胞体（又称上皮性网状细胞）伸出星状突起，突起间充满胸腺细胞（处于发育不同阶段的T细胞）（图11-3）。

在胸腺皮质可见一个由内皮细胞围成的连续毛细血管，内皮外基膜完整、连续毛细血管腔周围的间隙，即血管周隙内含巨噬细胞，血管周隙外围是上皮性网状细胞基膜和上皮性网状细胞突起，上述结构组成血-胸屏障（图11-4）。

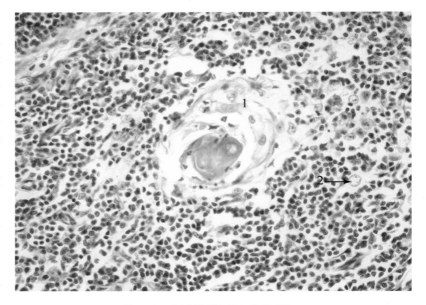

图 11-2　胸腺髓质（HE，高倍镜）
1.胸腺小体；2.胸腺上皮细胞
Fig. 11-2　Thymus medulla（HE，high mag.）
1. thymic corpuscle；2. thymus epithelial cell

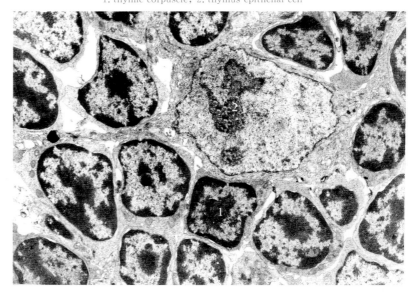

图 11-3　胸腺皮质（TEM）
1.淋巴细胞；2.胸腺上皮细胞
Fig. 11-3　thymus cortex（TEM）
1. lymphocyte；2. thymus epithelial cell

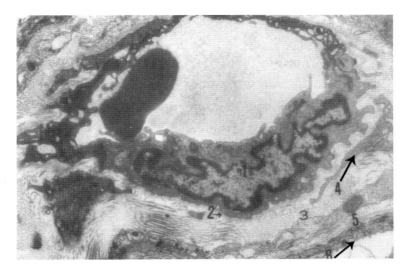

图 11-4　血-胸屏障（TEM）

1. 毛细血管内皮；2. 毛细血管基膜；3. 毛细血管周隙；4. 巨噬细胞（一部分）；5. 胸腺上皮细胞基膜；6. 胸腺上皮细胞

Fig. 11-4　Blood thymus barrier（TEM）

1. capillary endothelial cell；2. basement membrane of capillary endothelium；3. the perivascular area；

4. macrophage（part of macrophage）；5. basement membrane of thymus epithelial cell；6. thymus epithelial cell

（二）淋巴结

材料与方法　人淋巴结，HE 染色。

肉眼观：切片呈椭圆形，表面为被膜，周边染色深为皮质，中央染色浅为髓质。

低倍镜：

（1）被膜、小梁及门部：被膜由薄层致密结缔组织构成，其内可见输入淋巴管，管壁衬有内皮。有的淋巴管内可见瓣膜。淋巴结实质内可见被染为粉红色的结缔组织小梁。淋巴结门部由结缔组织、较大的动脉和静脉及输出淋巴管构成。

（2）皮质：浅层皮质位于被膜下方，可见淋巴小结，其数量因淋巴结的机能状态而异。有的淋巴小结中央染色较浅为生发中心。在淋巴小结间可见弥散的淋巴组织，即小结间皮质。深皮质（副皮质区）位于皮质深层，由弥散的淋巴组织构成，与周围组织无明显的界限。皮质淋巴窦包括被膜下淋巴窦以及皮质与小梁之间的淋巴窦（图 11-5）。

（3）髓质：淋巴组织呈索条状排列，互相吻合成网，染色较深为髓索；包括位于髓索之间以及髓索与小梁之间的淋巴窦为髓窦（髓质淋巴窦）（图 11-6）。

高倍镜：

（1）生发中心：在切片上选择一典型的淋巴小结观察。覆于淋巴小结近被膜侧，呈新月形为小结帽，多为小型 B 淋巴细胞；位于生发中心的浅部为明区；位于生发中心的深部为暗区。生发中心内主要为 B 淋巴细胞，还可见网状细胞，但巨噬细胞不易区分。其大小及分布密度因部位而异。

（2）毛细血管后微静脉（高内皮微静脉）：位于副皮质区内，特点是内皮细胞为立方形或矮柱状，染色浅。

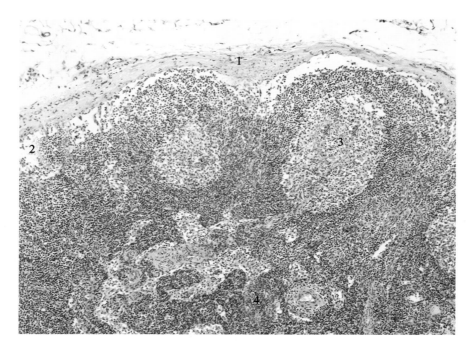

图 11-5　淋巴结 1（HE，低倍镜）

1. 被膜；2. 被膜下窦；3. 皮质；4. 髓质

Fig. 11-5　Lymph node 1（HE，low mag.）

1. capsule；2. subcapsular sinus；3. cortex；4. medulla

（3）淋巴窦：窦壁由单层扁平内皮细胞围成，细胞核长而扁，细胞质较薄，窦腔内有网状细胞，游离巨噬细胞及大量淋巴细胞（图 11-6）。网状细胞呈星形，突起互相连接；细胞核卵圆形，染色浅，核仁明显。巨噬细胞呈圆形或卵圆形；核较小，染色深；细胞质嗜酸性。

（三）脾

材料与方法　人脾，HE 染色。

肉眼观：切片表面呈深粉红色结构为被膜。脾实质中散在分布染成深蓝

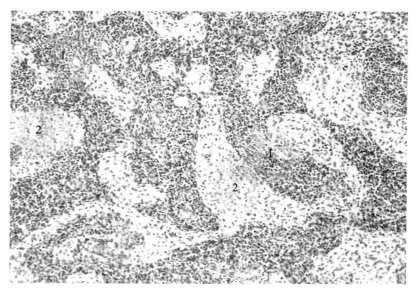

图 11-6　淋巴结 2（HE，高倍镜）

1. 髓索；2. 髓窦

Fig. 11-6　Lymph node 2（HE，high mag.）

1. medullary cord；2. medullary sinus

色的点状结构为白髓,其余大部分染成粉红色的结构为红髓。

低倍镜:

(1)被膜与小梁:被膜较厚,由致密结缔组织构成,内含平滑肌纤维,其表面覆有间皮。脾实质内可见与被膜结构相同、呈不同断面的小梁。有些小梁内走行着小梁动脉和小梁静脉。

(2)白髓:动脉周围淋巴鞘是围绕在中央动脉周围的弥散淋巴组织。脾小体(淋巴小结)可单独存在或位于动脉周围淋巴鞘的一侧,其中央常可见生发中心(图11-7)。

(3)边缘区:位于白髓与红髓交界处,没有明显界限。淋巴细胞排列较白髓稀疏,但较红髓密集。

(4)红髓:位于被膜下方及白髓与小梁之间。由脾索和脾窦相间排列而成(图11-8)。脾索是富含血细胞的淋巴组织索,并互相连接成网。脾窦是位于脾索之间的不规则形窦状毛细血管。

高倍镜:

(1)脾索:特点是淋巴组织内可见许多血细胞(图11-8)。巨噬细胞在镜下不易分辨。

(2)脾窦:窦壁由长杆状内皮细胞围成,因其

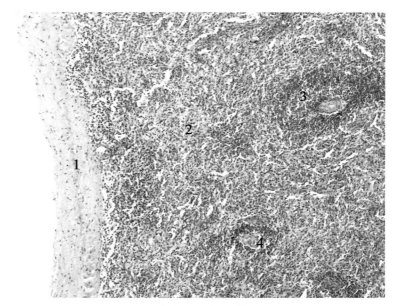

图 11-7　脾脏(HE,低倍镜)
1.被膜;2.红髓;3.脾小体;4.动脉周围淋巴鞘
Fig. 11-7　Spleen(HE,low mag.)
1. capsule; 2. red pulp; 3. splenic corpuscle; 4. periarterial lymphatic sheath

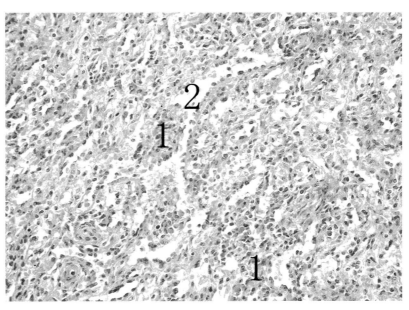

图 11-8　脾脏红髓(HE,高倍镜)
1.脾索;2.脾窦
Fig. 11-8　Red pulp of spleen(HE,high mag.)
1. splenic cord; 2. splenic sinus

多被横断,故细胞核呈圆形且凸向窦腔;窦腔呈不规则形,腔内含有各种血细胞(图11-8)。

（四）扁桃体

材料与方法　人腭扁桃体，HE染色。

肉眼观：表面染成紫蓝色部分为上皮，上皮下淋巴组织内可见较多淋巴小结。

低倍镜：扁桃体表面可见上皮向固有层内深陷而成的隐窝。扁桃体黏膜可分为上皮和固有层两层。上皮为未角化的复层扁平上皮，上皮内可见少量染色深的淋巴细胞。在上皮下方为固有层，隐窝周围的固有层内有许多淋巴小结和弥散淋巴组织。淋巴小结的生发中心明显。

（刘佳梅）

第十二章
皮　肤

一、实验目的

（1）掌握皮肤的组织结构。

（2）熟悉毛发、汗腺和皮脂腺的组织结构特点。

二、实验内容

1. 材料与方法　人足底皮肤，HE 染色。

肉眼观：组织一端为淡粉色（厚），另一端为深紫色（薄），后者薄层为表皮，其下方粉红色部分为真皮；在下方染色最淡的区域为皮下脂肪组织。

低倍镜：真皮中主要为致密结缔组织及少量汗腺、小血管、神经等。皮下组织中可见脂肪小叶。

（1）表皮：为角化的复层扁平上皮，其基底部凹凸不平，与真皮分界清楚。

（2）真皮：乳头层位于表皮下方，较薄，由疏松结缔组织构成；并有真皮乳头凸入表皮，其内可见毛细血管、毛细淋巴管和触觉小体；网状层位于乳头层深面，二者无明显分界。由很厚的不规则致密结缔组织构成，其内可见较大的血管和大小不等的神经束，还可见环层小体及小汗腺。

（3）皮下组织：与真皮无明显分界，主要由脂肪组织构成，可见环层小体。脂肪小叶间由疏松结缔组织构成间隔（图12-1）。

高倍镜：表皮由基底至表面分为五层。

（1）基底层：由一层矮柱状基底细胞构成，细胞界限不清，核呈椭圆形，胞质呈强嗜碱性。

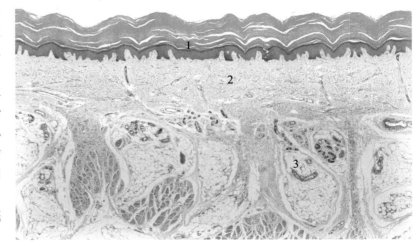

图 12-1　足底皮（HE，低倍镜）

1. 表皮；2. 真皮；3. 皮下组织

Fig. 12-1　Skin of human sole（HE，low mag.）

1. epidermis；2. dermis；3. hypodermis

（2）棘细胞层：由数层较大的多边形细胞构成，细胞核为圆形，胞质呈弱嗜碱性。调暗视野光线，可见相邻细胞之间有短小棘状突起相连。基底细胞与棘细胞胞质中均可见黄褐色黑素颗粒。在上述两层中还可见散在分布的细胞核着色深而胞质清亮的黑素细胞和朗格汉斯细胞，前者多位于基底层，后者多位于棘细胞层，但在光镜下无法确切分辨。

（3）颗粒层：由 2～3 层扁平细胞构成，细胞核染色浅，胞质内含大小不等的强嗜碱性透明角质颗粒。

（4）透明层：较薄，细胞界限不清，胞质呈强嗜酸性，核已消失。

（5）角质层：较厚，由数十层角化的扁平上皮细胞构成，细胞界限消失，胞质呈嗜酸性。此层有螺旋状的汗腺导管穿行，故呈现一连串的腔隙（图 12-2）。

2. 材料与方法 人头部皮肤，HE 染色。

肉眼观：表皮较薄，真皮中可见许多毛根。

低倍镜：表皮为较薄的角化复层扁平上皮。真皮与足底皮结构相同，但有毛根、皮脂腺、立毛肌和汗腺（图 12-3）。

皮肤附属器包括如下结构。

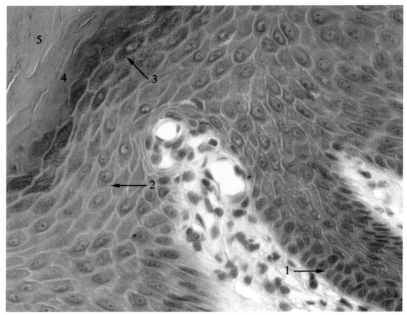

图 12-2　足底皮（HE，高倍镜）

1. 基底层；2. 棘层；3. 颗粒层；4. 透明层；5. 角质层

Fig. 12-2　Skin of human sole（HE，high mag.）

1. stratum basale；2. stratum spinosum；3. stratum granulosum；

4. stratum lucidum；5. stratum corneum

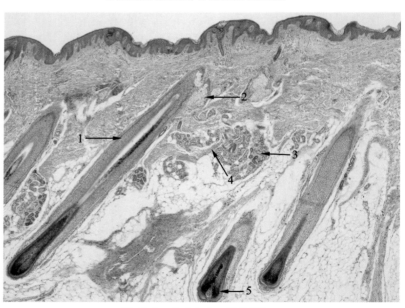

图 12-3　头皮（HE，低倍镜）

1. 毛囊；2. 皮脂腺；3. 汗腺；4. 立毛肌；5. 毛球

Fig. 12-3　Scalp（HE，low mag.）

1. hair follicle；2. sebaceous gland；3. sweat gland；4. arrector pili muscle；5. hair bulb

（1）毛发：位于真皮中的毛根被染成棕黄色。毛根末端膨大为毛球，其底面内陷，内有结缔组织、毛细血管和神经，称为毛乳头。毛母质及其上方的细胞中含有黑素颗粒。毛根外面是毛囊，其内层与表皮深层连续，由多层上皮细胞构成，为上皮性毛囊；其外层由结缔组织构成，为结缔组织性毛囊（图12-4）。

（2）皮脂腺与立毛肌：皮脂腺位于毛囊的一侧。因切面不同，故有的皮脂腺被横断或斜断，不与毛囊相连。立毛肌位于毛根与表皮呈钝角的一侧，皮脂腺下方，为一束斜行平滑肌。一端与真皮浅层的结缔组织相连，另一端与毛囊相连。

（3）汗腺：由单层上皮围成的分泌部和复层上皮围成的导管组成。

高倍镜：①表皮：基底细胞中可见较多棕褐色的黑素颗粒；棘细胞中也可见黑素颗粒；颗粒层和透明层不明显；角质层很薄，被染成粉红色。②皮脂腺：分泌部周围的细胞较小，染色深。愈向中央细胞愈大，呈多边形，核位于中央，胞质因脂滴于制片过程中溶解消失而呈泡沫状。导管部较短，由复层扁平上皮构成，开口于毛

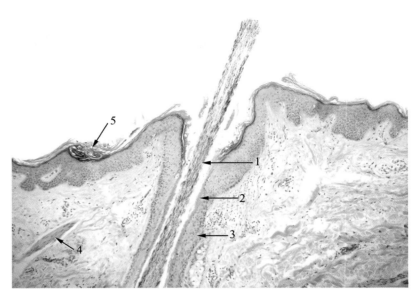

图 12-4　毛发（HE，低倍镜）

1.毛根；2.上皮性鞘；3.结缔组织性鞘；4.立毛肌；5.汗孔

Fig. 12-4　Hair（HE，low mag.）

1. hair root；2. epidermal root sheaths；3. dermal root sheaths；

4. arrector pili muscle；5. sweat pore

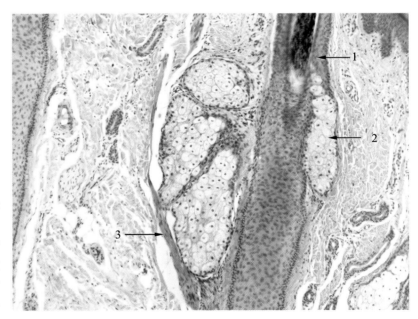

图 12-5　皮脂腺和立毛肌（HE，高倍镜）

1.毛囊；2.皮脂腺；3.立毛肌

Fig. 12-5　Sebaceous gland and arrector pili muscle（HE，high mag.）

1. hair follicle；2. sebaceous gland；3. arrector pili muscle

囊(图12-5)。③汗腺:分泌部由单层矮柱状细胞围成,核圆,位于细胞基部;胞质染色较浅。腺
细胞基底侧可见呈梭形的肌上皮细胞。导管由两层深染的立方细胞围成,其向上穿行于真皮及
表皮各层内(图12-6)。

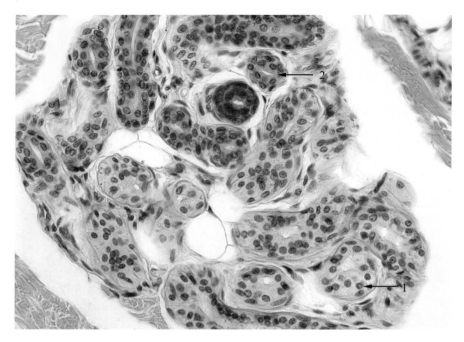

图 12-6　汗腺(HE,高倍镜)

1.汗腺分泌部;2.汗腺导管

Fig. 12-6　Sweat gland(HE,high mag.)

1. secretory portion of sweat gland;2. duct of sweat gland

3. 材料与方法　人腹壁皮肤,HE染色。

肉眼观:切片一侧染色较深的部分为表皮,其下方染色较浅的部分为真皮和皮下组织。皮
下组织深部染色粉红的区域为骨骼肌组织。

低倍镜:结构与头皮相似,但毛发细小而稀少,皮脂腺和立毛肌不发达。

(蓝永洪)

第十三章

消 化 管

一、实验目的

（1）掌握消化管壁的基本结构及食管、胃、小肠、大肠的结构特点与功能。

（2）熟悉消化管内分泌细胞的分布、主要类型和功能。

（3）了解舌乳头与味蕾。

二、实验内容

（一）舌

1. 丝状乳头和菌状乳头

材料与方法　人舌尖部，HE染色。

肉眼观：切片表面染色深为黏膜，其深面染色略浅为舌肌。

低倍镜：黏膜的复层扁平上皮和其下方固有层的结缔组织向表面突起，形成舌乳头。可见两种类型舌乳头。

（1）丝状乳头：数量多，呈圆锥形，其上皮浅层细胞有轻度角化。乳头表面黏附不规则形结构为舌苔。

（2）菌状乳头：散在于丝状乳头之间。数量少，呈蘑菇状，其上皮浅层细胞不角化，乳头表面上皮内偶见味蕾。固有层结缔组织内含有丰富毛细血管。

2. 轮廓乳头

材料与方法　人舌，HE染色。

肉眼观：切片的黏膜面有一从凹槽内突出的柱状结构为轮廓乳头。

低倍镜：

（1）轮廓乳头：舌乳头中最大的一种。顶部平坦，周围黏膜深陷形成环沟。上皮为未角化复层扁平上皮，乳头侧壁与环沟外壁的上皮内可见较多的味蕾。

（2）味腺：浆液性腺，开口于环沟底部。位于固有层结缔组织内及黏膜深面舌肌之间。

3. 叶状乳头

材料与方法　兔舌，HE染色。

低倍镜：乳头形如叶片状，相邻叶状乳头之间有沟，沟两侧上皮内富含味蕾。固有层内可见浆液性味腺，开口于沟底。

高倍镜：味蕾为淡染椭圆形小体，其顶端有味孔，由如下三种细胞组成。

（1）味细胞：位于味蕾中央，细胞核呈椭圆形，染色浅。

（2）支持细胞：位于味蕾周边或味细胞之间，核呈长椭圆形，染色深。

（3）基细胞：位于味蕾基底部，细胞核小而圆。

（二）食管

材料与方法　人食管（横断），HE 染色。

肉眼观：食管腔呈不规则形，几条纵行皱襞被横断，管腔内可见少量食物残渣。

低倍镜：从管腔面由内向外逐层观察（图13-1）。

1）黏膜

（1）上皮：衬于管腔最内层，为未角化复层扁平上皮。

（2）固有层：紧邻上皮，较薄，由结缔组织构成，其内可见淋巴组织、小血管及食管腺导管。

（3）黏膜肌层：位于固有层深部，较厚，由纵行平滑肌束构成。

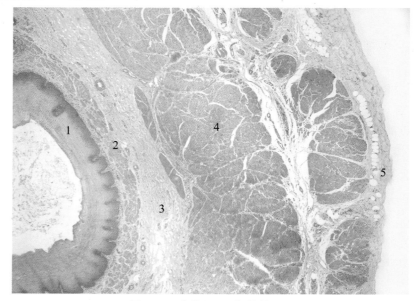

图 13-1　食管（HE，低倍镜）

1.上皮；2.黏膜肌层；3.黏膜下层；4.肌层；5.外膜

Fig. 13-1　Esophagus（HE, low mag.）

1. epithelium；2. muscularis mucosa；3. submucosa；

4. tunica muscularis；5. tunica adventitia

2）黏膜下层　由结缔组织构成，其内有较大的血管、黏膜下神经丛和食管腺。该腺体为黏液性腺或混合性腺，混合性腺内以黏液性腺泡为多，其导管由复层上皮构成。

3）肌层　该层分为内环、外纵两层。因取材部位不同可分为骨骼肌、平滑肌或二者混合存在，凭借肌纤维种类可大致判断切片属于上、中或下段食管。

4）外膜　为纤维膜，由结缔组织构成。

（三）胃体（底）

1. 材料与方法　人胃底部（横断），HE 染色。

肉眼观：切片一侧表面染色较深，可见多个皱襞。

低倍镜：区分胃底部四层结构（图13-2）。

1）黏膜　由腔内向外分三层结构，即上皮、固有层和黏膜下层。

（1）上皮：单层柱状上皮。上皮下陷形成许多胃小凹，因切面不同可见横断、纵断及斜断等各种断面，胃小凹底部为胃底腺开口。胃底部的胃小凹较浅，约占黏膜厚度的1/4。

（2）固有层：较厚，含有大量胃底腺，因切面不同，腺体被切成各种不同断面。腺体之间仅有少量结缔组织、淋巴组织和散在平滑肌纤维。选择一个典型纵切面的胃底腺，区分腺体颈部、体部和底部。

（3）黏膜肌层：薄层平滑肌，内环、外纵平滑肌排列不明显。

2）黏膜下层　由疏松结缔组织构成，其内可见较大的血管和黏膜下神经丛。

3）肌层　较厚，平滑肌纤维走行方向不易区分。肌层之间可见肌间神经丛。

4）浆膜　由结缔组织和表面的间皮构成。

高倍镜：重点观察黏膜结构（图 13-3）。

1）上皮　为单层柱状上皮，无杯状细胞。柱状细胞核呈长椭圆形、位于细胞基部，细胞质顶部充满黏原颗粒，HE 染色呈透明状。

2）胃底腺　主要的组成细胞有壁细胞、主细胞和颈黏液细胞（图 13-4）。

（1）壁细胞：主要分布于腺体颈部和体部。细胞较大，呈圆形或锥体形；细胞核圆形，位于细胞中央，偶见双核；细胞质强嗜酸性。

（2）主细胞：主要分布于腺体体部和底部，数量较多。细胞呈柱状；细胞核圆形，位于细胞基部；基部细胞质嗜碱性较强，顶部细胞质染色浅，其中的酶原颗粒常在制片过程中被溶解。

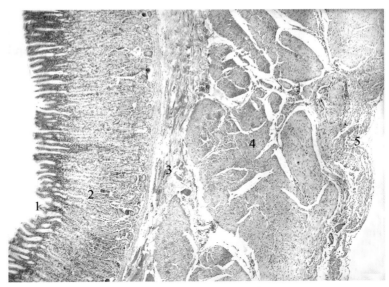

图 13-2　胃底部（HE，低倍镜）
1. 上皮；2. 固有层；3. 黏膜下层；4. 肌层；5. 外膜
Fig. 13-2　Fundus of stomach（HE，low mag.）
1. epithelium；2. lamina propria；3. submucosa；
4. tunica muscularis；5. tunica adventitia

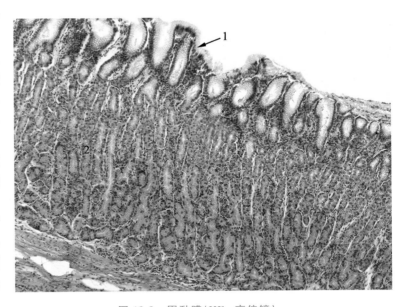

图 13-3　胃黏膜（HE，高倍镜）
1. 表面黏液细胞；2. 胃底腺
Fig. 13-3　Gastric mucosa（HE，high mag.）
1. surface mucous cell；2. fundic gland

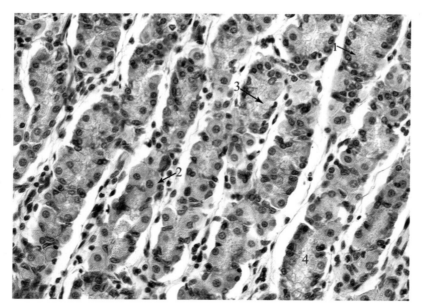

图 13-4　胃底腺(HE，高倍镜)

1.主细胞；2.壁细胞；3.颈黏液细胞；4.腺腔

Fig. 13-4　Fundic gland(HE，high mag.)

1. chief cell；2. parietal cell；3. mucous neck cell；4. the gland cavity

（3）颈黏液细胞：分布在腺体颈部，数量较少，常位于壁细胞之间。细胞呈柱状，细胞核扁平形，位于细胞基底部；细胞质染色浅。此细胞在切片上不易分辨。

2.材料与方法　胃黏膜表面，扫描电子显微镜制片。

胃黏膜上皮凹陷形成小凹，即胃小凹，主要由表面黏液细胞组成（图13-5）。

3.材料与方法　胃底部，透射电子显微镜制片。

壁细胞呈锥体形，细胞核位于中央，可见细胞质中有细胞内分泌小管、微管泡系统和丰富的线粒体等（图13-6）。

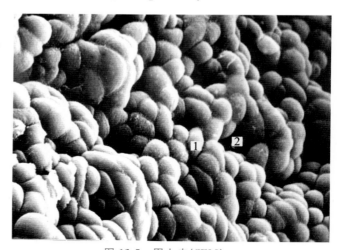

图 13-5　胃上皮(SEM)

1.表面黏液细胞；2.胃小凹

Fig. 13-5　Epithelium of stomach(SEM)

1. surface mucous cell；2. gastric pit

（四）胃幽门部

材料与方法　人胃幽门部，HE 染色。

低倍镜：与胃底部相比，具有下列结构特点：胃小凹较深，约占黏膜厚度的 1/2，小凹底部与

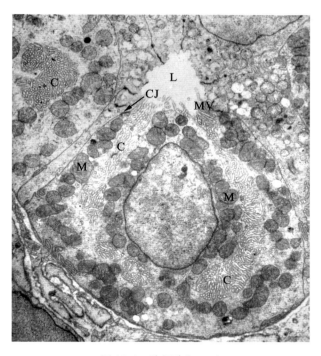

图 13-6　壁细胞(TEM)

C 表示细胞内分泌小管；M 表示线粒体；L 表示腺腔；MV 表示微绒毛；CJ 表示细胞连接

Fig. 13-6　Parietal cell(TEM)

intracellular secretory canaliculus(C)；mitochondria(M)；the glandular lumen(L)；microvillus(MV)；cell junction(CJ)

幽门腺相连。幽门腺位于固有层内,切片上可见分支管状腺的各种不同断面。腺细胞呈柱状或锥体形,细胞核位于细胞基部,细胞质中充满黏原颗粒,HE 染色呈透明状。幽门括约肌为肌层的环行平滑肌极度增厚而成。

（五）小肠

1. 材料与方法　人空肠（纵断）,HE 染色。

肉眼观:切片有突起的一面为黏膜面,突起为小肠环行皱襞被横断所致。在皱襞表面也有许多细小的突起为绒毛。

低倍镜:区分小肠壁的四层结构(图 13-7)。

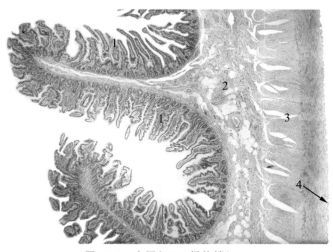

图 13-7　空肠(HE,低倍镜)

1.黏膜层；2.黏膜下层；3.肌层；4.外膜

Fig. 13-7　Jejunum(HE,lower mag.)

1. tunica mucosa；2. submucosa；

3. tunica muscularis；4. tunica adventitia

（1）黏膜：由于黏膜表面绒毛的生长方向不同，可见纵切和被横切的绒毛结构。固有层的结缔组织中可见许多不同断面的肠腺和较多嗜酸性粒细胞。偶见孤立淋巴小结。黏膜肌层由薄层平滑肌构成。

（2）黏膜下层：由疏松结缔组织构成，含有丰富的血管、脂肪细胞及黏膜下神经丛。

（3）肌层：内环行和外纵行两层平滑肌，两层平滑肌之间有肌间神经丛。

（4）浆膜：在高倍镜下重点观察小肠黏膜的两种特殊结构，即小肠绒毛和小肠腺。

①小肠绒毛：黏膜和黏膜下层共同肠腔内突出形成，故绒毛表面被覆单层柱状上皮。上皮中主要为柱状细胞，即吸收细胞，其间夹有少量杯状细胞。柱状细胞游离面可见深粉红色均质带状结构，即纹状缘。杯状细胞顶部的黏原颗粒呈空泡状或蓝色颗粒状，这是由于取材时固定液不同所致，标本被甲醛固定者，呈标本空泡状，而被含重金属的特殊固定液者呈蓝色颗粒状。绒毛中轴为结缔组织固有层，其内富含毛细血管和散在平滑肌纤维（图13-8），中

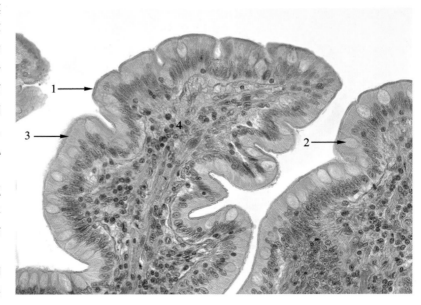

图 13-8　小肠绒毛（HE，低倍镜）

1.纹状缘；2.杯状细胞；3.吸收细胞；4.固有层

Fig. 13-8　Intestinal villus（HE，low mag.）

1. striated border；2. goblet cell；3. absorptive cell；4. lamina propria

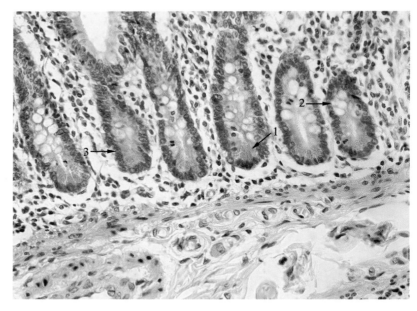

图 13-9　小肠腺（HE，高倍镜）

1.潘氏细胞；2.杯状细胞；3.吸收细胞

Fig. 13-9　Small intestinal gland（HE，high mag.）

1. paneth cell；2. goblet cell；3. absorptive cell

央乳糜管因管腔塌陷而不易辨认。

②小肠腺：由小肠上皮下陷至固有层而成。主要细胞包括：柱状细胞、杯状细胞、潘氏细胞（Paneth cell）、内分泌细胞和干细胞。前两种细胞结构与绒毛上皮细胞相同。潘氏细胞常三五成群地分布于肠腺基底部。细胞呈大锥体形，细胞核圆形，位于细胞基部。顶部细胞质内有粗大的嗜酸性颗粒（图13-9）。内分泌细胞和干细胞需特殊染色方可辨认，HE染色时不易辨认。

肌间神经丛呈卵圆形，周围有结缔组织包裹。其内可见体积较大的神经元，细胞核大而圆，染色浅，核仁大而清晰，细胞质呈弱嗜碱性。神经胶质细胞位于神经元周围，细胞界限不清，可见深染的细胞核。肌间神经丛中有一些较细的无髓神经纤维，HE染色不易辨认。

2. 材料与方法 人回肠（纵断），HE染色。

肉眼观：切片有突起的一面为黏膜面，突起为小肠环行皱襞被横断所致。在皱襞表面也有许多细小的突起为绒毛。

低倍镜：管壁的结构与空肠基本相同。回肠的绒毛高而细。固有层内有发达的集合淋巴小结，可穿过黏膜肌层侵入到黏膜下层（图13-10）。

3. 材料与方法 人十二指肠（纵断），HE染色。

肉眼观：切片有突起的一面为黏膜面，突起为小肠环行皱襞被横断所致。皱襞表面还有许多细小的突起为绒毛。

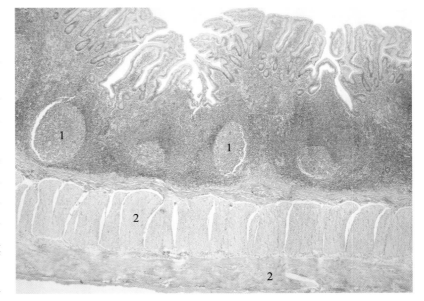

图13-10 回肠（HE，低倍镜）
1.集合淋巴小结；2.肌层
Fig. 13-10 ileum（HE，low mag.）
1. aggregation of lymphatic nodules；2. tunica muscularis

低倍镜：管壁结构与空肠和回肠基本相同。十二指肠的绒毛高而宽，呈叶状。绒毛之间的间隙较窄。在黏膜下层有大量黏液腺为十二指肠腺，是十二指肠的特征性结构（图13-11）。

高倍镜：十二指肠腺的腺细胞呈矮柱状，核扁圆形，位于细胞基底部，细胞质染色浅。腺泡可穿过黏膜肌层，开口于小肠腺底部。腺细胞分泌碱性黏液，以中和胃酸保护肠黏膜。

（六）大肠

1. 材料与方法 人结肠（纵断），HE染色。

肉眼观：切片上结肠壁较小肠壁厚，一侧可见皱襞，但无绒毛结构。

低倍镜：区分结肠壁的四层结构（图13-12）。

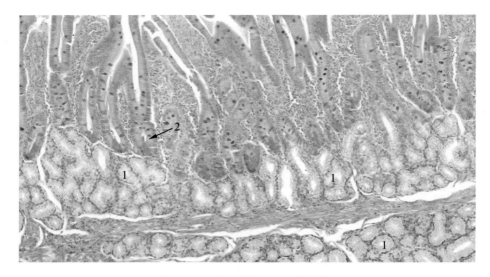

图 13-11　十二指肠（HE，低倍镜）

1. 十二指肠腺；2. 小肠腺

Fig. 13-11　Duodenum（HE，low mag.）

1. duodenum gland；2. small intestinal gland

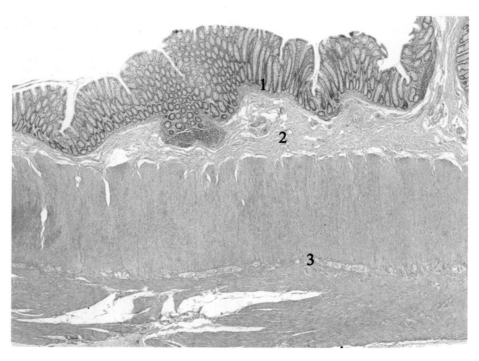

图 13-12　结肠（HE，低倍镜）

1. 黏膜层；2. 黏膜下层；3. 肌层

Fig. 13-12　Colon（HE，low mag.）

1. tunica mucosa；2. submucosa；3. tunica muscularis

1）黏膜

（1）上皮：单层柱状上皮，柱状细胞之间夹有大量杯状细胞。

（2）固有层：充满密集排列的结肠腺（图13-13）。因切面不同，可见横断面、纵断面和斜断面的结肠腺，结肠腺含较多的杯状细胞。偶见孤立淋巴小结。

（3）黏膜肌层：内环行、外纵行两层较薄的平滑肌。

2）黏膜下层　由结缔组织构成，内有血管、神经丛及较多的脂肪细胞。

3）肌层　肌层为内环行、外纵行两层平滑肌。有的切片可见外纵肌局部增厚所形成的结肠带。

4）浆膜

2.材料与方法　人阑尾（横断），HE染色。

肉眼观：管腔狭窄而不规则。

低倍镜：阑尾管壁的结构类似结肠。特点：固有层内肠腺短而稀少，肠腺上皮内的杯状细胞较多。固有层与黏膜下层中有大量密集排列的集合淋巴小结，有的淋巴小结可见明显的生发中心（图13-14）。

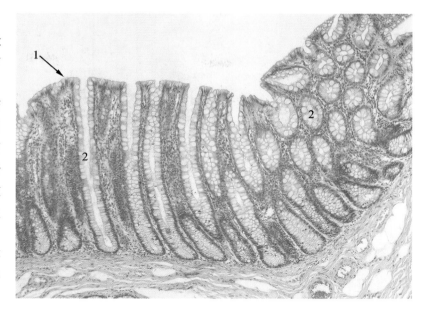

图 13-13　结肠腺（HE，低倍镜）

1.上皮；2.结肠腺

Fig. 13-13　Colon gland（HE，low mag.）

1. epithelium；2. colon gland

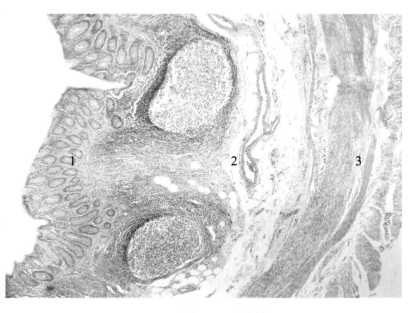

图 13-14　阑尾（HE，低倍镜）

1.黏膜层；2.黏膜下层；3.肌层

Fig. 13-14　Appendix（HE，low mag.）

1. tunica mucosa；2. submucosa；3. tunica muscularis

（七）消化管内分泌细胞

材料与方法　人结肠，品红-偶氮焰红染色。

此染色法为结肠经 Susa 固定，石蜡切片，用 Gills 半氧化苏木精染细胞核，然后入品红-偶氮焰红复合染液内染色。内分泌细胞的颗粒呈橘黄色或橘红色，细胞核呈蓝色。

高倍镜：选择散在于上皮细胞之间或肠腺细胞之间的内分泌细胞观察。细胞呈圆形或三角形，细胞核为圆形或卵圆形，基部细胞质内充满大小不等呈橘黄色的分泌颗粒。注意区别肠腺底部的潘氏细胞，其胞质内颗粒呈粉红色。在固有层内的结缔组织中还可见较多的嗜酸性粒细胞，其胞质内颗粒呈鲜红色（图 13-15）。

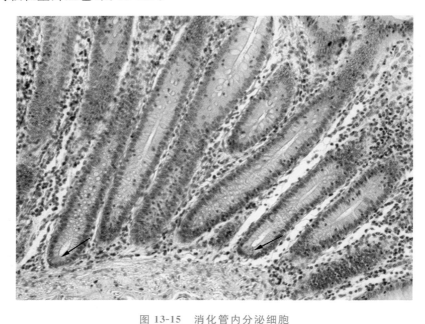

图 13-15　消化管内分泌细胞

箭头表示内分泌细胞

Fig. 13-15　Endocrine cell of digestive tract

The arrowhead indicated the endocrine cells

（刘佳梅）

第十四章
消　化　腺

一、实验目的

（1）掌握胰腺的结构和功能。

（2）掌握肝小叶与门管区的结构，重点掌握肝细胞的结构特点。

（3）了解唾液腺（腮腺、颌下腺和舌下腺）的结构。

二、实验内容

（一）唾液腺

1. 材料与方法　人腮腺；HE 染色。

肉眼观：实质性器官，组织呈紫蓝色。

低倍镜：腮腺为浆液腺。表面覆有粉染结缔组织被膜。腺实质被结缔组织分隔成许多小叶，小叶内可见许多浆液性腺泡、成群的脂肪细胞、闰管及分泌管（纹状管）。小叶之间的结缔组织内可见小叶间导管、血管及神经。

高倍镜：腺泡由浆液性腺细胞组成，细胞呈锥体形，细胞核圆形，位于细胞基部；基底部细胞质嗜碱性较强，顶部细胞质的酶原颗粒在制片过程中被溶解，染色较浅。小叶

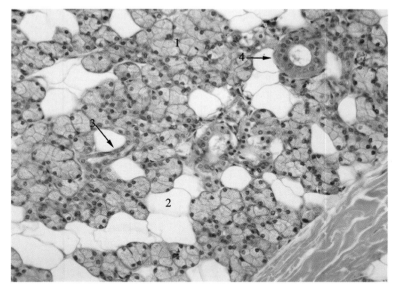

图 14-1　腮腺（HE，高倍镜）

1. 浆液性腺泡；2. 脂肪细胞；3. 闰管；4. 纹状管

Fig. 14-1　Parotid gland（HE，high mag.）

1. serous acinus；2. adipose cell；3. intercalated duct；4. striated duct

内可见细而长的闰管，管壁为单层扁平或单层立方上皮；纹状管较发达，位于腺泡之间，管径较粗，管壁为单层柱状上皮。柱状上皮细胞核呈卵圆形，位于细胞中上部，细胞质呈嗜酸性。小叶间导管由单层柱状上皮或假复层柱状上皮构成（图 14-1）。

2. 材料与方法 人颌下腺，HE 染色。

肉眼观：实质性器官，表面为薄层粉染被膜，内部为紫蓝色的小叶，小叶间隔明显，小叶间可见充满嗜酸性分泌物的导管。

低倍镜：颌下腺为混合性腺，多为浆液性腺泡，黏液性腺泡和混合性腺泡较少。因闰管较短，故在切片中不易见到。

高倍镜：浆液性腺泡结构与腮腺内腺泡相同，但腺细胞顶部胞质内的嗜酸性酶原颗粒较明显。黏液性腺泡由黏液性腺细胞组成。腺细胞呈锥体形，细胞核呈扁圆形，位于细胞基底部，胞质染色浅。混合性腺泡由黏液性细胞和浆液性腺细胞组成。因浆液性腺细胞呈半月状排列于黏液性腺细胞的一侧，故又称为浆半月（图14-2）。

3. 材料与方法 人舌下腺，HE 染色。

肉眼观：组织被染成紫蓝色。

低倍镜：舌下腺为混合性腺。高倍镜：黏液性腺泡和混合性腺泡居多，浆液性腺泡较少，无闰管（图 14-3）。

（二）胰腺

材料与方法 人胰腺，HE 染色。

肉眼观：组织被染成紫蓝色。

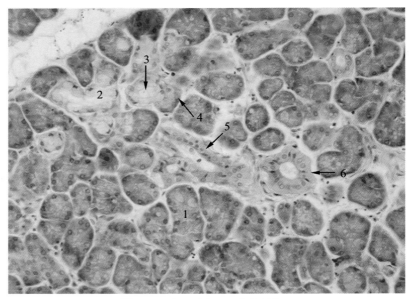

图 14-2　颌下腺（HE，高倍镜）
1.浆液性腺泡；2.黏液性腺泡；3.混合性腺泡；4.浆半月；5.闰管；6.纹状管
Fig. 14-2　Submaxillary gland（HE，high mag.）
1. serous acinus；2. mucous acinus；3 mixed acinus；4. serous hemilunes；
5. intercalated duct；6. striated duct

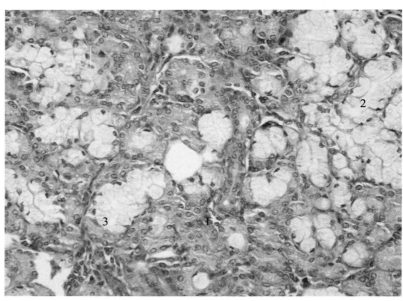

图 14-3　舌下腺（HE，高倍镜）
1.浆液性腺泡；2.黏液性腺泡；3.混合性腺泡
Fig. 14-3　Sublingual gland（HE，high mag.）
1. serous acinus；2. mucous acinus；3. mixed acinus

低倍镜:腺实质被结缔组织分成许多小叶。

高倍镜:小叶内可见外分泌部和内分泌部(胰岛)(图14-4)。

1)外分泌部

(1)腺泡:浆液性腺泡,呈圆形,由腺细胞和泡心细胞围成。

(2)导管:闰管较长,位于腺泡之间,管壁由单层扁平或立方上皮组成。小叶内导管位于小叶内,管壁由单层立方上皮组成。小叶间导管位于小叶间的结缔组织内,管壁由单层柱状上皮组成。在一些导管的腔内可见粉红色的分泌物。

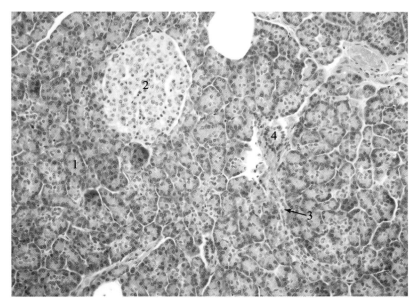

图 14-4 胰腺(HE,高倍镜)
1.浆液性腺泡;2.胰岛;3.闰管;4.小叶内导管
Fig. 14-4 Pancreas(HE, high mag.)
1. serous acinus; 2. pancreatic islet; 3. intercalated duct; 4. intralobular duct

2)内分泌部(胰岛) 散在于外分泌部之间、大小不等、染色浅的细胞团。

高倍镜:外分泌部的浆液性腺泡由浆液性腺细胞组成。腺细胞呈锥体形,细胞核圆形,位于细胞基底部。基部细胞质呈强嗜碱性,顶部细胞质内有嗜酸性酶原颗粒。腺泡细胞腔面覆盖有泡心细胞。该细胞界限不清,细胞核为圆形或椭圆形,染色较浅。

内分泌部(胰岛)呈淡染圆形,分散于外分泌部。HE 染色不能区分胰岛内细胞种类。内分泌细胞界限不清,排列成团或索状,细胞核呈圆形或椭圆形,细胞质染色浅。细胞团(细胞索)之间的毛细血管多因管腔萎陷而不易辨认。

(三)人肝

1. 材料与方法 人肝,HE 染色。

肉眼观:切片一侧边缘光滑,组织呈紫红色,可见许多排列密集、周边染色深、中央染色略浅的多边形结构。

低倍镜:

(1)被膜:由致密结缔组织及间皮构成。

(2)肝小叶:肝脏的结构和功能单位,呈大小不等的多边形。小叶中央有圆形或类圆形的中央静脉。其周围肝细胞呈放射状排列,构成条索状结构,即肝索(肝细胞索)。肝小叶边缘的肝索被染成深粉红色,即界板,肝索之间狭窄的间隙为肝血窦(图14-5)。

(3)门管区:相邻肝小叶角缘处的结缔组织,其内有小叶间动脉、小叶间静脉和小叶间胆管走行。

(4)小叶下静脉:位于肝小叶之间组织内,单独走行。管腔大而不规则,管壁结缔组织

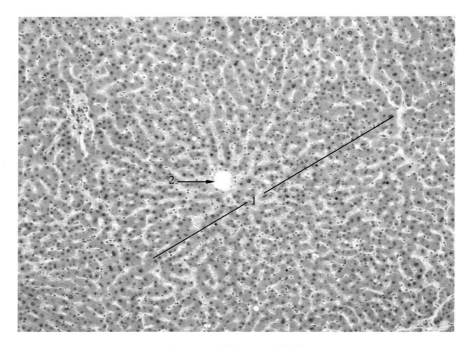

图 14-5　人肝(HE,低倍镜)

1.肝小叶；2.中央静脉

Fig. 14-5　Human liver(HE,low mag.)

1. hepatic lobule；2. central vein

较多。

　　高倍镜：

　　1) 肝小叶

　　(1) 中央静脉：由一层内皮细胞及少量结缔组织构成。管壁上可见肝血窦的开口。

　　(2) 肝索：肝细胞排列成索状。肝细胞呈多边形；细胞核圆形,位于细胞中央,偶见双核,核仁清楚；细胞质呈嗜酸性,尤其是肝小叶边缘的肝细胞质嗜酸性较强,中央静脉周围的肝细胞质嗜酸性较弱(图 14-6)。

　　(3) 肝血窦：位于肝索之间。血窦壁表面衬有内皮细胞(杆状核),血窦腔形状不规则,腔内可见血细胞与肝巨噬细胞(Kupffer 细胞),肝巨噬细胞呈不规则形,细胞核染色深,细胞质嗜酸性(图 14-6)。

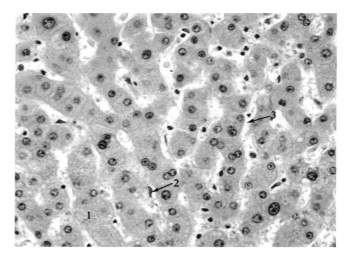

图 14-6　人肝(HE,高倍镜)

1.肝细胞索；2.肝血窦内皮细胞；3.肝血窦

Fig. 14-6　Human liver(HE,high mag.)

1. hepatic cord；2. endothelial cell of hepatic sinusoid；

3. hepatic sinusoid

2）门管区（图14-7） 小叶间动脉管腔小而圆，管壁较厚，内皮下方有少量平滑肌纤维；小叶间静脉管腔大而不规则，管壁较薄；小叶间胆管管壁由单层立方上皮或低柱状上皮围成。

2. 材料与方法 小鼠肝脏，透射电子显微镜制片。

肝细胞内含有丰富的细胞器和内含物（图14-8）。相邻肝细胞局部细胞膜向内凹陷形成胆小管，管腔狭小，内有微绒毛的不同断面。胆小管周围有紧密连接封闭胆小管（图14-9）。肝索之间的肝血窦壁内皮细胞与肝细胞之间的间隙为窦周间隙（Disse space），内有储脂细胞（图14-10）。

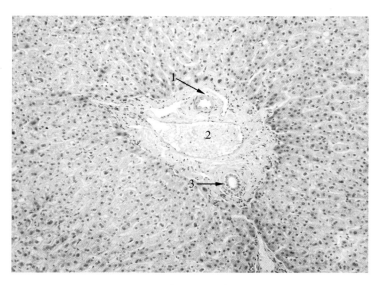

图 14-7 门管区（HE，高倍镜）

1. 小叶间动脉；2. 小叶间静脉；3. 小叶间胆管

Fig. 14-7 Port area（HE，high mag.）

1. interlobular artery；2. interlobular vein；3. interlobular bile duct

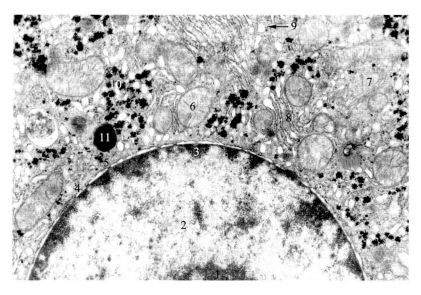

图 14-8 肝细胞（TEM）

1. 核仁；2. 常染色质；3. 异染色质；4. 核膜；5. 核孔；6. 线粒体；7. 高尔基复合体；

8. 粗面内质网；9. 滑面内质网；10. 糖原颗粒；11. 溶酶体

Fig. 14-8 Hepatocyte（TEM）

1. nucleolus；2. euchromatin；3. heterochromatin；4. nuclear envelope；5. nuclear pore；

6. mitochondria；7. golgi complex；8. rough endoplasmic reticulum；9. smooth endoplasmic reticulum；

10. glycogen granules；11. lysosome

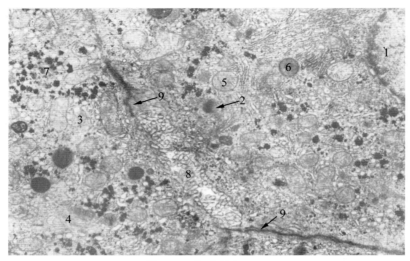

图 14-9　胆小管(TEM)

1.细胞核；2.微体；3.滑面内质网；4.高尔基复合体 5.线粒体；

6.溶酶体；7.糖原颗粒；8.胆小管；9.细胞连接

Fig. 14-9　Bile canaliculus(TEM)

1. nucleus；2. microbody；3. smooth endoplasmic reticulum；4. golgi complex；5. mitochondria；6. lysosome；

7. glycogen granules；8. bile canaliculus；9. cell junction

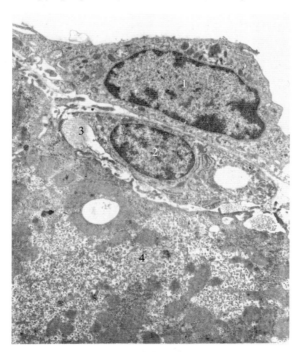

图 14-10　储脂细胞(TEM)

1.肝血窦内皮细胞；2.储脂细胞；3.网状纤维；4.肝细胞

Fig. 14-10　Fat-storing cell(TEM)

1. endothelial cell of hepatic sinus；2. fat storing cell；3. reticular fiber；4. hepatocyte

3. 材料与方法 人肝,镀银染色。

肉眼观:实质性器官,呈紫黑色。

高倍镜:肝小叶内的肝细胞被染成粉红色,肝细胞索与肝血窦之间(即窦周隙)可见许多被染成黑褐色的网状纤维。

（四）猪肝

材料与方法 猪肝,HE 染色。

肉眼观:切片一侧边缘光滑,肝实质染色较深,呈紫红色。

低倍镜:被膜较薄,肝小叶间结缔组织较多,故肝小叶界限较人肝小叶清晰,肝小叶角缘处可见门管区(图 14-11)。

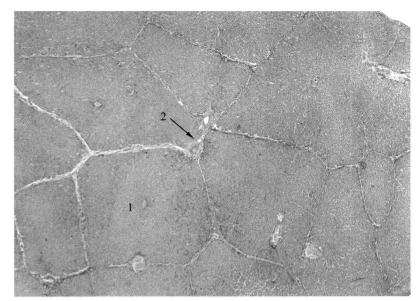

图 14-11 猪肝(HE,低倍镜)
1. 肝小叶；2. 门管区
Fig. 14-11 Pig liver(HE, low mag.)
1. hepatic lobule; 2. portal area

（五）肝糖原

材料与方法 鸭肝,卡红-苏木精染色。此法系用卡红将肝糖原特异地染为红色。

肉眼观:呈深紫红色。

高倍镜:肝细胞呈多边形,肝细胞核呈紫蓝色,核仁明显,细胞质内充满红色颗粒,即肝糖原(图14-12)。

（六）胆小管

材料与方法 兔肝,ATP 酶染色。

将肝脏的石蜡切片放入 ATP 碱性孵育液内 3 小时,而后分别经氯化钠、

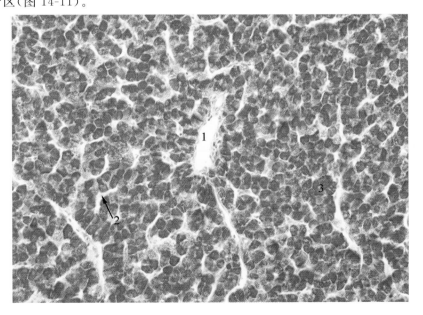

图 14-12 肝糖原(卡红-苏木精,高倍镜)
1. 中央静脉；2. 肝血窦；3. 肝糖原
Fig. 14-12 Hepatic glycogen(Carmine red- Haematoxylin, high mag.)
1. central vein; 2. hepatic sinusoid; 3. hepatic glycogen

氯化钴和硫化铵液处理，封片。胆小管壁内的碱性ATP酶呈棕黄色。

肉眼观：实质性器官，呈淡黄色。

高倍镜：肝细胞被染成淡黄色，界限不易分辨。肝细胞间的胆小管被染成棕黄色，呈细管状并相互连接成网（图14-13）。

（七）肝血管灌注

材料与方法　兔肝，卡红明胶血管注射。

从兔肝门静脉注入卡红明胶液，当液体充满肝内血管后，结扎肝静脉，并使肝脏冷却，明胶凝固，然后取材、固定，制作切片。

肉眼观：实质性器官，组织呈淡红色，多边形结构的周边和中央可见深红色不规则条纹状结构。

低倍镜：肝内的多数血管被卡红明胶液充填而呈红色。高倍镜：肝小叶内肝血窦互相吻合成网状，与中央静脉相连，尚可见小叶间静脉与小叶下静脉（图14-14）。

（八）肝巨噬细胞

材料与方法　兔肝，台盼蓝注射，HE染色。

经兔耳静脉将含0.5%台盼蓝生理盐水注入体内，24～30 h后，取材制作切片。

肉眼观：实质性器官，深紫蓝色。

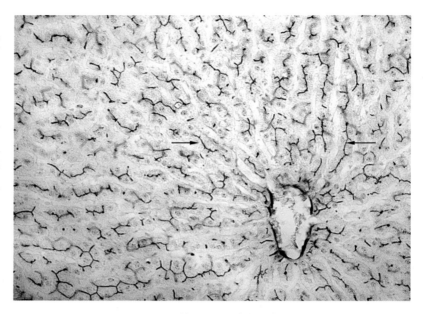

图 14-13　胆小管（ATP 酶染色，高倍镜）
箭头表示胆小管
Fig. 14-13　Bile canaliculus（ATPase staining，high mag.）
The arrowhead indicates bile canaliculus

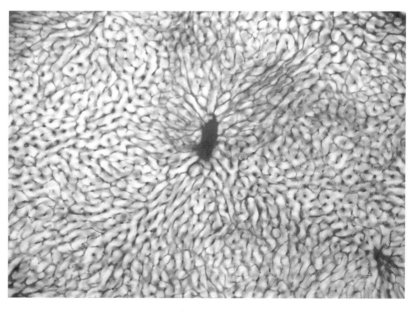

图 14-14　肝血管（卡红明胶血管注射，高倍镜）
Fig. 14-14　Hepatic vessel（Carmine red- gelatin injection，high mag.）

高倍镜:肝血窦腔内可见肝巨噬细胞呈不规则形,核染色深;细胞质嗜酸性,其内可见大量吞噬的台盼蓝颗粒(图 14-15)。

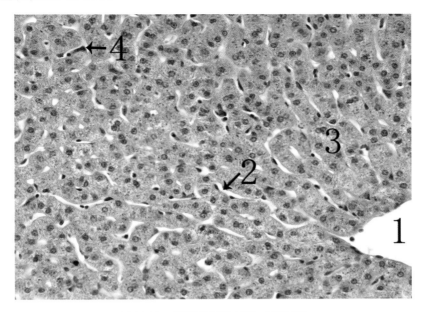

图 14-15　肝巨噬细胞(HE,高倍镜)
1.中央静脉;2.肝血窦;3.肝细胞索;4.肝巨噬细胞
Fig. 14-15　Hepatic macrophage(HE,high mag.)
1. central vein;2. hepatic sinusoid;3. hepatic cord;4. hepatic macrophage

（九）胆囊

材料与方法　人胆囊,HE 染色。

肉眼观:胆囊的黏膜面有细小突起,对侧呈粉红色的部分为肝组织。

低倍镜:胆囊壁由内向外分为如下三层。

（1）黏膜:表面有许多皱襞,皱襞之间的上皮向固有层下陷形成黏膜窦。许多黏膜窦被横断。黏膜上皮为单层柱状上皮,固有层由薄层结缔组织构成,其内可见少量黏液性腺泡。

（2）肌层:较薄,由排列不规则的平滑肌构成。

（3）外膜:较厚,由结缔组织构成。外膜与肝脏相毗邻。

（李树蕾）

第十五章
呼 吸 系 统

一、实验目的

（1）掌握气管与支气管的结构。

（2）掌握肺的结构及肺泡超微结构与功能。

（3）了解鼻黏膜的结构。

二、实验内容

（一）嗅部黏膜

材料与方法　狗鼻黏膜（嗅部），HE 染色。

肉眼观：鼻黏膜切片呈粉染狭长条状。

低倍镜：可分为假复层纤毛柱状上皮和固有层。

高倍镜：假复层纤毛柱状上皮由三种细胞构成。（1）支持细胞：呈高柱状，细胞核呈卵圆形，染色较深，多位于上皮浅层。（2）嗅细胞：为双极神经元，呈梭形，细胞核呈圆形，染色较浅，位于上皮中层，细胞游离面有嗅毛。（3）基细胞：呈圆形或锥体形，位于上皮基部。上述三种细胞因轮廓不清，仅能以细胞核位置及形态辨认。固有层为薄层结缔组织，其中可见大量浆液性嗅腺，腺细胞质内有棕黄色颗粒，腺导管开口于上皮表面（图15-1）。

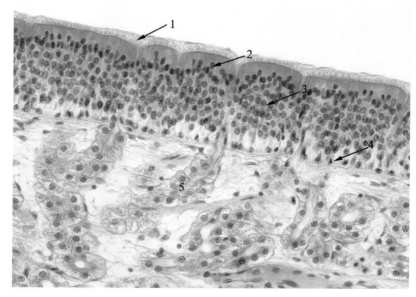

图 15-1　嗅部黏膜（HE，高倍镜）

1.嗅毛；2.支持细胞；3.嗅细胞；4.基细胞；5.嗅腺

Fig. 15-1　Olfactory mucosa(HE, high mag.)

1. olfactory cilia；2. supporting cell；3. olfactory cell；4. basal cell；5. olfactory gland

（二）气管

1. 材料与方法 人气管（横断），HE 染色。

肉眼观：呈环状，凹面为气管腔面，管壁内紫蓝色的部分为气管软骨，连接两侧软骨的结构为气管膜部（参见第六章软骨和骨）。

低倍镜：管壁由内向外分为黏膜、黏膜下层和外膜。黏膜包括上皮和固有层。黏膜下层位于固有层深部，结缔组织纤维较疏松，内含气管腺（混合性腺）。最外层为外膜，由透明软骨和结缔组织构成（图15-2）。软骨环缺口处为气管膜部，由平滑肌和结缔组织构成。

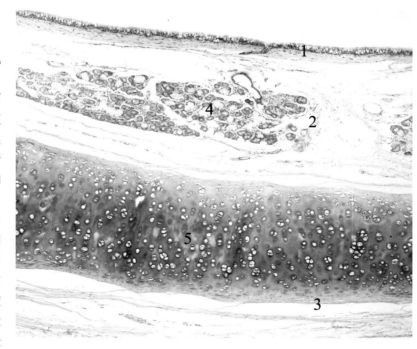

图 15-2 气管（横断，HE，低倍镜）
1. 黏膜；2. 黏膜下层；3. 外膜；4. 气管腺；5. 透明软骨
Fig. 15-2 Trachea(transverse section, HE, low mag.)
1. tunica mucosa; 2. submucosa; 3. tunica adventitia;
4. tracheal gland; 5. hyaline cartilage

高倍镜：

1）黏膜

（1）上皮：假复层纤毛柱状上皮。纤毛细胞呈柱状，细胞核呈椭圆形，位于上皮浅层，其游离面可见排列规则的纤毛。杯状细胞顶部细胞质呈空泡状，细胞核为倒三角形，位于细胞基底部。刷细胞在光镜下不易分辨。基细胞是能增殖分化的干细胞，位于上皮基部。柱状细胞之间还有一种梭形细胞是基细胞增殖、分化为纤毛细胞、杯状细胞和刷细胞的过渡细胞。

（2）固有层：位于基膜下方，由薄层细密结缔组织构成，含有较多的胶原纤维、气管腺导管、血管、神经和淋巴组织。

2）黏膜下层 由疏松结缔组织构成，与固有层之间无明显界限。含有混合性气管腺和腺导管。除此之外，还有血管、神经和淋巴组织。

3）外膜 由结缔组织和透明软骨构成。膜部由结缔组织和平滑肌束构成，平滑肌束周围含有较多的混合性气管腺。

2. 材料与方法 大鼠气管腔，扫描电子显微镜制片。

气管腔面可见上皮细胞特化的不同结构。纤毛细胞游离面为纤毛，刷细胞游离面为短微绒毛，杯状细胞游离面较平滑（图15-3）。

（三）肺

1. 材料与方法 人肺，HE 染色。

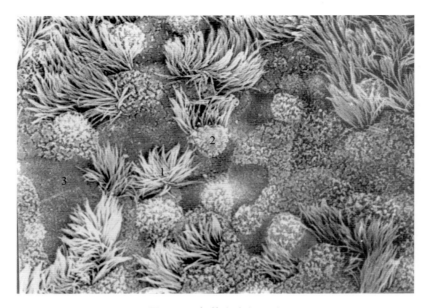

图 15-3　气管上皮(SEM)

1.纤毛细胞；2.刷细胞；3.杯状细胞

Fig. 15-3　Tracheal epithelium(SEM)

1. ciliated cell；2. brush cell；3. goblet cell

肉眼观：标本呈网眼状，局部可见大小不等的腔。

低倍镜：可见表面光滑的浆膜，为胸膜脏层。肺实质分为导气部和呼吸部。

1）导气部　包括叶支气管、段支气管、小支气管、细支气管和终末细支气管，但叶支气管和段支气管通常因取材原因被舍弃。

（1）肺内小支气管：管径大，管壁由黏膜、黏膜下层和外膜构成（图15-4）。

①黏膜：表面被覆假复层纤毛柱状上皮，上皮内有杯状细胞。固有层内

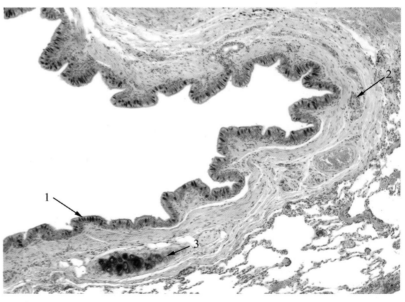

图 15-4　肺内小支气管(HE，低倍镜)

1.假复层纤毛柱状上皮；2.气管腺；3.透明软骨片

Fig. 15-4　Small bronchus(HE, low mag.)

1. pseudostratified ciliated columnar epithelium；

2. tracheal gland；3. segment of hyaline cartilage

有散在的平滑肌束。

②黏膜下层：由结缔组织构成，与固有层无明显分界，可见少量混合性腺。

③外膜：与黏膜下层相连，由透明软骨片和结缔组织构成。其中可见小血管，为支气管动、静脉的分支，此外还可见小神经束。

（2）细支气管：小支气管的分支，管腔较小，管壁较薄，上皮和固有层向腔内突出形成明显皱襞。

高倍镜：上皮为单层纤毛柱状上皮，上皮内杯状细胞、黏膜下层的混合性腺以及外膜的软骨片明显减少乃至消失，而固有层外平滑肌相对增多（图15-5）。

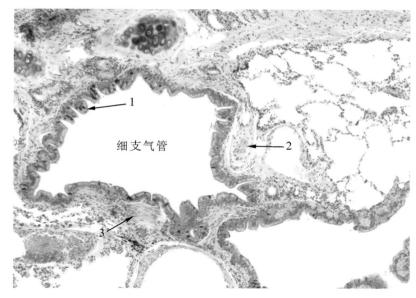

图 15-5　细支气管（HE，高倍镜）
1.单层纤毛柱状上皮；2.软骨片；3.平滑肌
Fig. 15-5　Bronchiole（HE，high mag.）
1. simple ciliated columnar epithelium；2. segment of hyaline cartilage；
3. smooth muscle

（3）终末细支气管：管腔被覆单层柱状上皮。

高倍镜：混合性腺及软骨片全部消失，平滑肌形成完整环形，黏膜皱襞更加明显（图15-6）；上皮主要为无纤毛的 Clara 细胞，其特点为游离面呈圆顶状突向管腔，细胞质染色浅（图15-7）。

2）呼吸部

（1）呼吸性细支气管：管壁不完整，与少量肺泡相通。管壁被覆单层柱状或单层立方上皮，上皮下方有少量结缔组织和环形平滑肌。

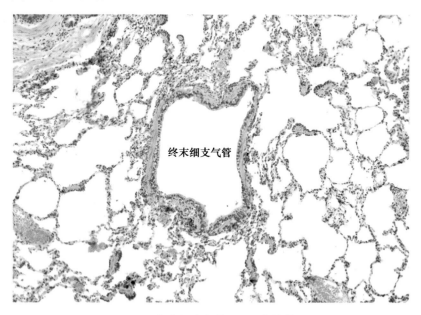

图 15-6　终末细支气管（HE，高倍镜）
Fig. 15-6　Terminal Bronchiole（HE，high mag.）

（2）肺泡管及肺泡囊：肺泡管和肺泡囊均由肺泡围成，肺泡管的相邻肺泡开口处呈结节状膨大（残留的管壁），表

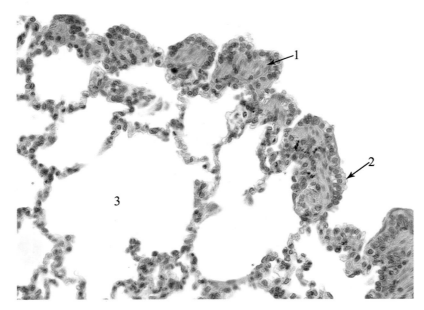

图 15-7　Clara 细胞(HE，高倍镜)

1.呼吸性细支气管壁；2.Clara 细胞；3.肺泡囊

Fig. 15-7　Clara cell(HE, high mag.)

1. wall of respiratory bronchiole；2. Clara cells；3. alveolar sac

面覆有单层立方上皮，内有弹性纤维和环形平滑肌。低倍镜下，肺泡囊是许多肺泡的共同开口处，相邻肺泡处无结节状膨大（图 15-8）。

（3）肺泡：肺泡呈半球形囊状结构，相邻肺泡之间的少量结缔组织为肺泡隔。

高倍镜：肺泡由肺泡上皮围成，肺泡上皮包括两种细胞，即 I 型肺泡细胞和 II 型肺泡细胞。I 型肺泡细胞数量较多，呈扁平形，细胞核的部位略厚。II 型肺泡细胞较少，呈立方或圆形，细胞质染色浅。肺泡隔内有丰富的毛细血

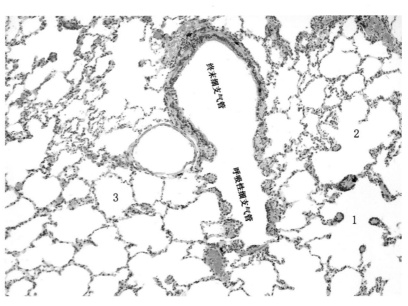

图 15-8　肺呼吸部(HE，低倍镜)

1.肺泡管；2.肺泡囊；3.肺泡

Fig. 15-8　Respiratory portion(HE, low mag.)

1. alveolar duct；2. alveolar sac；3. pulmonary alveolus

管和弹性纤维。此外，在肺泡隔或肺泡腔内可见肺泡巨噬细胞，因其吞噬灰尘颗粒，故又称为尘

细胞。高倍镜下，该细胞体较大，呈椭圆形或不规则形，细胞质内含有呈褐色或黑色的颗粒（图15-9）。

2. 材料与方法 猴肺，透射电子显微镜制片。

Ⅰ型肺泡细胞含细胞核的部分略厚，细胞质内可见一些吞饮小泡。Ⅱ型肺泡细胞表面有少量微绒毛，细胞质内可见许多同心圆状的板层结构，即板层小体。Ⅰ型肺泡细胞外可见基膜、少量结缔组织、连续性毛细血管基膜和毛细血管内皮。许多区域Ⅰ型肺泡细胞外基膜与毛细血管内皮基膜融合，结缔组织消失。此处肺泡腔至毛细血管腔之间的组织是肺泡内氧气和血液内二氧化碳相交换所通过的结构，称为气-血屏障（图15-10）。

3. 材料与方法 人肺，Weigert来复红染色。

肉眼观：标本呈蓝色网眼状，局部可见大小不等的腔。

低倍镜：标本中紫蓝色丝状结构为肺内弹性纤维。

高倍镜：在肺的导气部和呼吸部均可见弹性纤维，肺泡隔内弹性纤维交织成网，肺泡开口周围的弹性纤维较多，且呈环状缠绕。肺内弹性纤维在呼气运动中具有重要作用。

（芦志红）

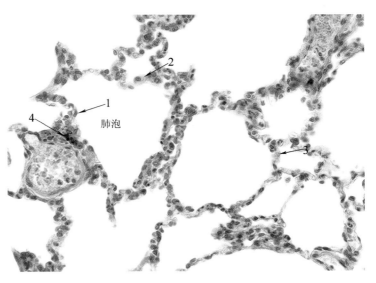

图 15-9　肺泡（HE，高倍镜）

1.Ⅰ型肺泡细胞；2.Ⅱ型肺泡细胞；3.毛细血管；4.尘细胞

Fig. 15-9　Pulmonary alveoli（HE，high mag.）

1. type Ⅰ alveolar cell；2. type Ⅱ alveolar cell；3. capillary；4. dust cell

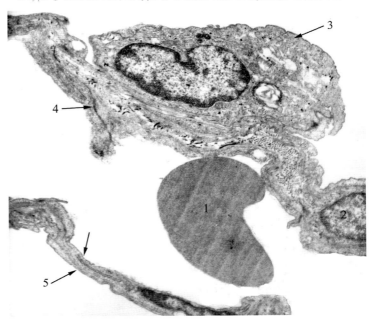

图 15-10　肺泡壁（TEM）

1.红细胞；2.Ⅰ型肺泡细胞；3.Ⅱ型肺泡细胞；4.内皮细胞连接；5.气-血屏障

Fig. 15-10　Alveolar wall（TEM）

1. erythrocyte；2. type Ⅰ alveolar cell；3. type Ⅱ alveolar cell；

4. endothelial cell junction；5. blood-air barrier

第十六章
泌尿系统

一、实验目的

（1）掌握肾单位的分布、光镜结构、超微结构和功能。

（2）掌握球旁复合体组成和球旁细胞、致密斑的结构和功能。

（3）了解输尿管和膀胱的基本结构。

二、实验内容

（一）肾

1. 材料与方法　人肾，HE 染色。

肉眼观：此标本为肾的纵断面，切片呈锥体形。被膜下方深红色的部分为肾皮质，染色浅的部分为肾髓质。

低倍镜：

（1）被膜：位于肾表面，由致密结缔组织构成。

（2）皮质：位于被膜下方，包括皮质迷路和髓放线。皮质迷路内可见较大圆形的肾小体和其周围不同切面和形状的肾小管。髓放线位于皮质迷路之间，内含直行肾小管（图16-1）。在皮质和髓质交界处可见较大的血管，为弓形动、静脉。

（3）髓质：位于皮质

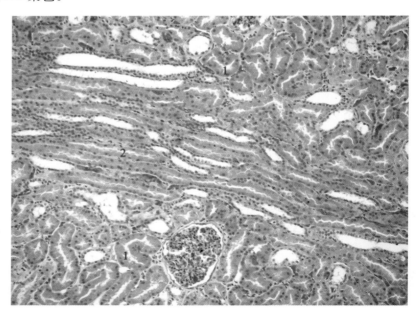

图 16-1　肾皮质（HE，低倍镜）

1. 皮质迷路；2. 髓放线

Fig. 16-1 Renal cortex（HE，low mag. ）

1. cortical labyrinth；2. medullary ray

深层，主要由纵行肾小管和集合小管构成。可见肾小管和集合管的纵切和横切面。其中纵切的小管位于肾髓质浅层,而横切的小管位于髓质深层。

高倍镜:

(1) 肾小体:由血管球和肾小囊构成。血管球内有大量不同断面的毛细血管及一些染为蓝色的细胞核,但不易区分细胞类型。肾小囊为双层囊,衬在肾小体外周的单层扁平上皮构成肾小囊壁层,包在血管球毛细血管表面的上皮为肾小囊脏层,脏层细胞与毛细血管内皮细胞不易区分。肾小囊壁层与脏层之间的腔隙为肾小囊腔。

(2) 肾小管:

①近曲小管:分布在皮质迷路的肾小体附近,数目较多。管腔小而不规则,由较大的上皮细胞围成,细胞轮廓不清;核圆形,位于细胞基部;细胞质嗜酸性较强,染成粉红色。由于细胞游离面的刷状缘多被溶解破坏,故腔面不整齐(图16-2)。

②远曲小管:分布在皮质迷路的肾小体附近,数量较少。管腔大而规则,管壁较薄,由单层立方上皮围成,染色较浅,细胞界限较清楚,核圆,位于细胞中央(图 16-2)。有部分远曲小管近肾小体血管极处上皮细胞变为柱状,细胞核呈椭圆且排列密集,此即致密斑,为钠离子感受器(图16-3)。

③近直小管和远直小管:均位于髓放线内,低倍镜下,结构分别与近曲小管和远曲小管相似(图16-4)。

④细段:多位于髓质,管腔较小,由单层扁平上皮围成,低倍镜下,上皮细胞含核的部位较厚,细胞质染色较浅,注意与毛细血管的区别(图16-5)。

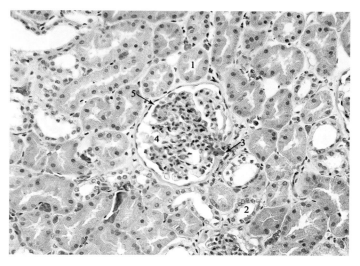

图 16-2　肾皮质迷路(HE,高倍镜)
1.近曲小管;2.远曲小管;3.肾小体血管极;4.血管球;5.肾小囊腔
Fig. 16-2　Renal cortical labyrinth(HE, high mag.)
1. proximal convoluted tubule; 2. distal convoluted tubule;
3. vascular pole of renal corpuscle; 4. glomerulus; 5. renal capsule space

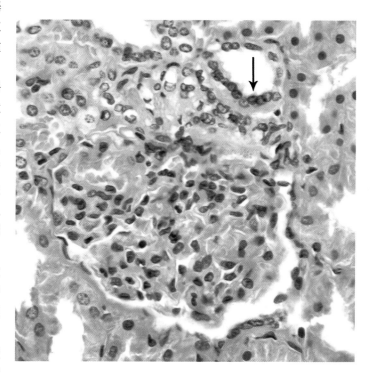

图 16-3　肾小体(HE,高倍镜)
箭头表示致密斑
Fig. 16-3　Renal cortex(HE, high mag.)
The arrowhead indicates macula densa

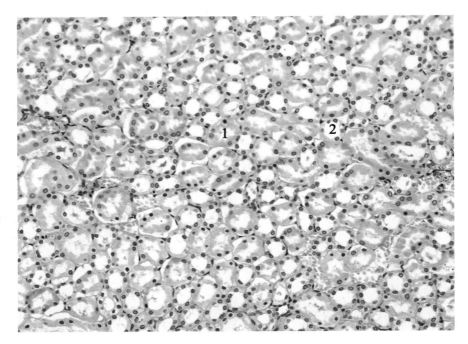

图 16-4　肾髓质浅层(HE，低倍镜)

1.近端小管直部；2.远端小管直部

Fig. 16-4　Superficial layer of renal medulla(HE，low mag.)

1. straight portion of proximal tubule；2. straight portion of distal tubule

　　(3) 集合管：多分布于髓放线和髓质内，管腔大而规则。管壁由单层立方或单层柱状上皮围成，细胞界限清楚，细胞质染色浅，部分细胞胞质清亮；核圆形，位于细胞中央(图16-5)。

　　2.材料和方法　大鼠肾小体血管球，扫描电子显微镜制片。

　　肾小囊脏层的足细胞贴附在血管球表面，足细胞体伸出指状初级突起，初级突起又分支形成许多次级突起(图16-6)。

　　3.材料和方法　大鼠肾小体血管球，透射电子

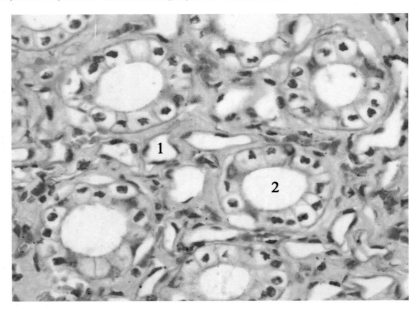

图 16-5　肾髓质深层(HE，高倍镜)

1.细段；2.集合小管

Fig. 16-5　Deep layer of renal medulla(HE，high mag.)

1. thin segment；2. collecting tubule

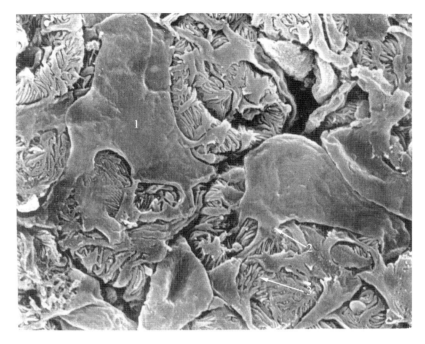

图 16-6 肾小体血管球(SEM)

1.足细胞胞体；2.初级突起；3.次级突起

Fig. 16-6 Glomerulus of renal corpuscle(SEM)

1. podocyte；2. the primary processes；3. the secondary processes

显微镜制片。

血管球有孔毛细血管内皮细胞、基膜和裂孔膜组成滤过膜(图 16-7、图 16-8)。

4.材料和方法 猴肾近曲小管，透射电子显微镜制片。

肾近曲小管细胞游离面有许多微绒毛,其顶端胞膜下陷形成顶小泡,细胞基部有发达的质膜内褶,含大量线粒体(图 16-9)。

5.材料与方法 小白鼠肾,猩红法染色。

将鼠肾用 Helly 液固定,石蜡切片铬化后经猩红与乙基紫的混合液染色。结果可使球旁细胞胞质内颗粒呈紫蓝色,借此观察球旁细胞。

肉眼观:肾皮质染色呈深红色,肾髓质染色较浅,呈淡粉色。

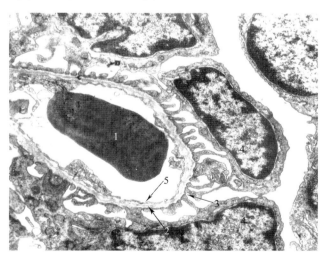

图 16-7 肾小体血管球(TEM)

1.红细胞；2.基膜；3.足细胞突起及裂孔；4.足细胞；5.内皮细胞孔

Fig. 16-7 Glomerulus of renal corpuscle(TEM)

1. erythrocyte；2. basement membrane；3. process and slit of podocyte；4. podocyte；5. fenestrae of endothelium

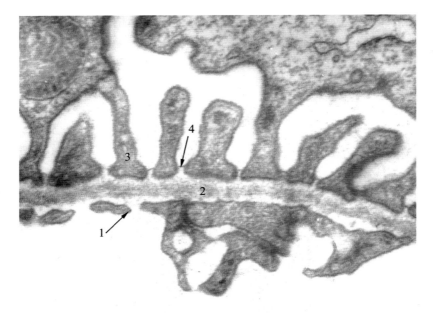

图 16-8　肾小体滤过膜(TEM)

1.内皮细胞孔；2.基膜；3.足细胞突起；4.裂孔膜

Fig. 16-8　Filtration membrane of renal corpuscle(TEM)

1. fenestrae of endothelium；2. basement membrane；3. process of podocyte；4. slit membrane

低倍镜:在肾小体血管极侧可见一些细胞呈紫蓝色。

高倍镜:肾小体血管极侧的细胞,核呈椭圆形,细胞质内有密集排列、大小不等的蓝色颗粒,细胞界限不清,该细胞为球旁细胞,可分泌肾素。

6.材料与方法　兔肾,卡红明胶注入法染色。

肉眼观:外周较宽、染色浅红的部分为皮质,染色深红的部分为髓质。

低倍镜:标本呈红色的部分为血管。皮质迷路内红色球状结构为肾小体血管球;在皮质其他部位可见丰富的毛细血管网,即球后毛细血管网。在肾锥体尖端也可见有许多平行排列的直小血管,也属于球后毛细血管网。

(二)膀胱

材料与方法　人膀胱,HE 染色。

肉眼观:标本中凹凸不平的一面为黏膜面,黏膜形成的突起为皱襞。

低倍镜:膀胱壁分成黏膜、肌层和外膜三层。

(1)黏膜:上皮为变移上皮。浅层为较大的细胞,一般为单核,也可见双核,细胞质染色较深,深层细胞较小。固有层由细密结缔组织构成。

(2)肌层:很厚,平滑肌纤维排列不规则,不易分层。

(3)外膜:由结缔组织和间皮构成浆膜。

(三)输尿管

材料与方法　人输尿管(横断),HE 染色。

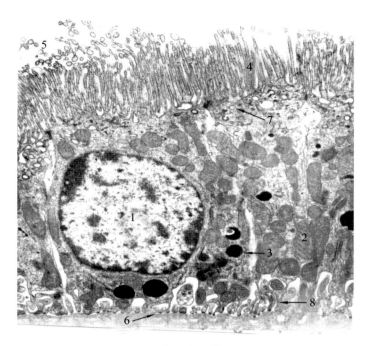

图 16-9　肾近曲小管(TEM)

1.细胞核；2.线粒体；3.溶酶体；4.微绒毛；5.肾小管腔；6.基膜；7.顶小泡；8.质膜内褶

Fig. 16-9　Proximal convoluted tubule(TEM)

1. nucleus；2. mitochondria；3. lysosome；4. microvillus；5. renal tubule lumen；6. basement membrane；

7. pinocytotic vesicles；8. plasma membrane folding

肉眼观:周围染色较浅的为外膜,管壁呈粉红色,管腔内可见皱襞。

低倍镜:输尿管很细,管腔不规则呈星形;管壁由内向外分别为黏膜、肌层和外膜。

(1)黏膜:分为上皮和固有层两层。上皮为变移上皮,固有层为结缔组织。

(2)肌层:一般为内纵、外环两层平滑肌。下 1/3 段为内纵、中环、外纵三层平滑肌。由于肌纤维走行方向不一致,不易区分层次。

(3)外膜:由结缔组织构成纤维膜,其中含有血管和神经纤维束。

(李树蕾)

第十七章
内分泌系统

一、实验目的

（1）熟悉内分泌系统的组成，内分泌腺的结构特点，分泌含氮类激素及类固醇激素的细胞的超微结构特点。

（2）掌握甲状腺、甲状旁腺和肾上腺组织结构及分泌激素。

（3）掌握脑垂体的组织结构及分泌激素。

二、实验内容

（一）甲状腺

1.材料与方法 狗甲状腺，HE染色。

肉眼观：甲状腺为粉红色结构，外表面包有薄层被膜，内部为甲状腺实质。

低倍镜：外表面由薄层结缔组织被膜包绕。实质内可见许多大小不等的甲状腺滤泡，滤泡呈圆形或不规则形。滤泡壁由单层立方上皮围成，滤泡腔内充满染成粉红色的胶质。滤泡之间可见少量结缔组织，其内可见毛细血管。滤泡腔内胶质周边常见一个透明区，是制片过程胶质收缩所致。透明区靠胶质一侧常有一些空泡

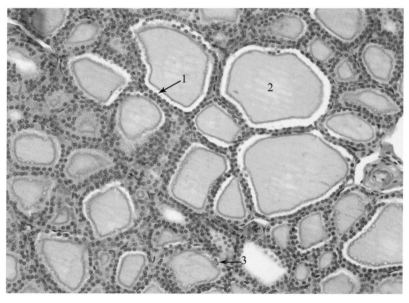

图 17-1 甲状腺（HE，低倍镜）
1.滤泡上皮细胞；2.胶质；3.滤泡旁细胞
Fig. 17-1 Thyroid gland（HE, low mag. ）
1. follicular epithelial cell；2. colloid；3. parafollicular cell

状结构，可能是滤泡上皮细胞胞吞胶质内碘化的甲状腺球蛋白后留下的痕迹（图 17-1）。

高倍镜：滤泡壁由滤泡上皮细胞围成，上皮细胞形态可因功能状态不同而出现变化。细胞合成和分泌甲状腺球蛋白功能活跃时，滤泡上皮细胞变高呈矮柱状，胶质少；反之，滤泡上皮细胞呈扁平状，胶质多。细胞核圆，位于细胞中央，细胞质弱嗜酸性，染色较浅。滤泡旁细胞位于滤泡壁内或滤泡之间，单个存在或成群分布。细胞体积较大，呈椭圆或多边形，细胞核大而圆，细胞质淡染（图 17-2）。此细胞分泌降钙素。

2. 材料与方法 狗甲状腺，星蓝核真红染色。此法用星蓝和核真红染料特异性地显示滤泡旁细胞。

低倍镜：可见滤泡壁内和滤泡之间有些蓝色细胞，即滤泡旁细胞。

高倍镜：夹在滤泡上皮细胞之间的滤泡旁细胞贴近基膜，细胞近胶质面不接触滤泡腔（因分泌的激素从细胞基底面进入结缔组织中毛细血管）。滤泡之间也可见同类细胞。细胞体积较大，细胞核染成红色，细胞质内含有蓝色分泌颗粒（图 17-2）。

3. 材料与方法 猴甲状腺滤泡，透射电子显微镜制片。

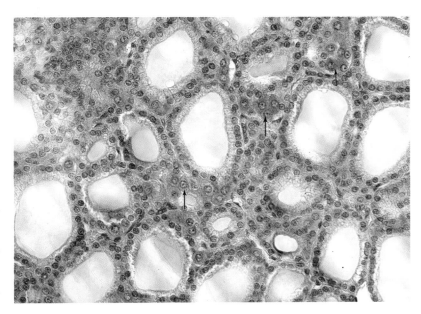

图 17-2　甲状腺（HE，高倍镜）

箭头表示滤泡旁细胞

Fig. 17-2　Thyroid gland（HE, high mag. ）

The arrowhead indicates parafollicular cells

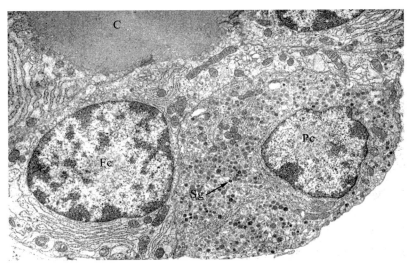

图 17-3　滤泡上皮细胞和滤泡旁细胞（TEM）

Fc 表示滤泡上皮细胞；Pc 表示滤泡旁细胞；C 表示胶质；Sg 表示分泌颗粒

Fig. 17-3　Follicular epithelial cell and parafollicular cell（TEM）

follicular epithelial cell（Fc）；parafollicular cell（Pc）；

colloid（C）；secretory granules（Sg）

标本可见滤泡上皮细胞和滤泡旁细胞围绕着胶质，前者细胞内有发达的粗面内质网和高尔基复合体,线粒体丰富。位于滤泡上皮之间的滤泡旁细胞,细胞顶部被相邻的滤泡上皮细胞覆盖,不接触胶质,细胞基底部胞质有许多体积较小的分泌颗粒,内含降钙素(图17-3)。

（二）甲状旁腺

材料与方法　人甲状旁腺,HE染色。

肉眼观:甲状旁腺较小,略呈肾形,染为蓝紫色。

低倍镜:表面包有薄层结缔组织被膜。实质内可见染色较浅的细胞成团存在,即主细胞,在主细胞之间有数量较少的粉红色细胞,为嗜酸性细胞。

高倍镜:主细胞数量最多,体积较小,轮廓清晰,多为圆形或多边形;细胞核圆,位于中央;细胞质染色浅,透明清亮。此细胞分泌甲状旁腺素,与降钙素共同调节血钙的稳定。嗜酸性细胞数量少,单个存在或成群分布,细胞体积较大,细胞核小,染色深;细胞质充满嗜酸性颗粒(图17-4)。此细胞功能不明。

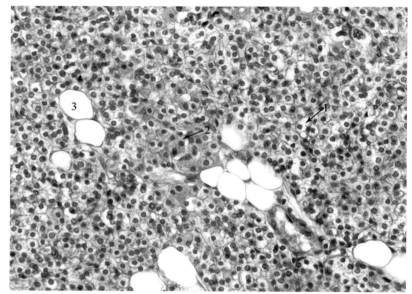

图 17-4　甲状旁腺(HE,高倍镜)

1.主细胞；2.嗜酸性细胞；3.脂肪细胞

Fig. 17-4　Parathyroid gland(HE, high mag.)

1. chief cell；2. oxyphil cell；3. fat cell

（三）肾上腺

1.材料与方法　人肾上腺,HE染色。此标本用含重铬酸钾的Zenker液固定,可显示髓质细胞中的嗜铬颗粒。

肉眼观:标本大致呈三角形或半月形,周边大部分区域为皮质,中央狭窄区域为髓质,红染的网状带为两者的分界线。

低倍镜:外表面被覆薄层结缔组织被膜,为纤维膜。位于被膜下染色较浅的部分是皮质。依据细胞排列方式不同可分为三层。位于皮质外周细胞排列成球团状的一层为球状带;位于球状带深层,细胞排列成单行或双行的细胞索,为束状带;位于束状带深层,细胞排列成索,相互吻合成网,为网状带。髓质位于肾上腺中央,细胞染色较深。

高倍镜:

1) 皮质

(1) 球状带:细胞层较薄,细胞核圆,染色深,细胞质呈弱嗜碱性。细胞团之间有少量结缔组织和血窦(图17-5)。

（2）束状带：细胞较大，呈多边形，核圆，细胞质染色较浅，呈泡沫状。其中的小空泡为制片过程中细胞质中的脂滴溶解所致。细胞索之间有丰富的窦状毛细血管（图 17-5）。

（3）网状带：细胞小，呈多边形，细胞质嗜酸性，并可见脂褐素。细胞索之间可见血窦（图 17-5）。

2）髓质　细胞轮廓不清，排列成团或索状。细胞核圆形或椭圆形，位于细胞中央，细胞质呈弱嗜碱性，其内可见黄褐色嗜铬颗粒。细胞团索之间可见血窦。髓质有几条较大的静脉，其中最大的一条位于中央，即中央静脉，静脉一侧可见较厚的平滑肌和神经纤维束。细胞团索之间还可见散在的交感神经节细胞（图 17-5、图 17-6）。

2. 材料与方法　猴肾上腺皮质细胞，透射电子显微镜制片。

肾上腺皮质束状带细胞具有类固醇激素分泌细胞典型的超微结构特点，即细胞质内含有丰富的滑面内质网、管泡状嵴的线粒体和脂滴，无分泌颗粒（图 17-7）。

（四）垂体

1. 材料与方法　人垂体，HE 染色。

肉眼观：在标本一侧色深的部分是远侧部，另一侧色浅的部分为神经部，两者之间为中间部。

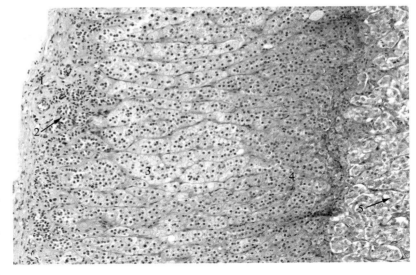

图 17-5　肾上腺（HE，低倍镜）
1. 被膜；2. 球状带；3. 束状带；4. 网状带；5. 髓质嗜铬细胞
Fig. 17-5　Adrenal gland（HE，low mag. ）
1. capsule；2. zona glomerulosa；3. zona fasciculate；
4. zona reticularis；5. chromaffin cells of medulla

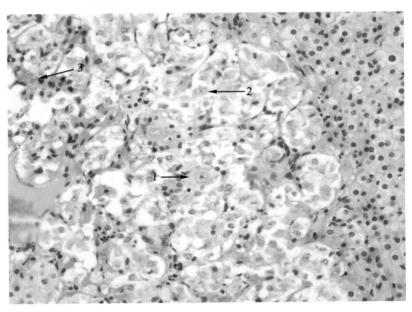

图 17-6　肾上腺髓质（HE，高倍镜）
1. 交感神经节细胞；2. 嗜铬细胞；3. 血窦
Fig. 17-6　Adrenal medulla（HE，high mag. ）
1. postganglionic sympathetic cell；2. chromaffin cell；3. sinusoid capillary

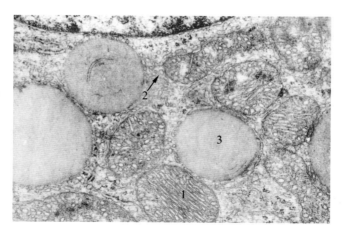

图 17-7　肾上腺皮质细胞(TEM)

1.线粒体；2.滑面内质网；3.脂滴

Fig17-7　Adrenal cortex cell(TEM)

1. mitochondria；2. smooth endoplasmic reticulum；3. lipid droplet

低倍镜：垂体表面有结缔组织被膜。远侧部细胞密集成团、索状。细胞团索之间有丰富的血窦。中间部狭长，可见少量大小不等的滤泡，腔内含有胶质。神经部染色最浅，细胞成分少，主要由无髓神经纤维和神经胶质细胞构成。

高倍镜：

1) 远侧部　主要由三种细胞和血窦组成(图17-8)。

(1) 嗜酸性细胞：远侧部的中央区域最多。细胞体较小，圆形或椭圆形，核圆形，常偏于一侧，细胞质呈嗜酸性。

(2) 嗜碱性细胞：多

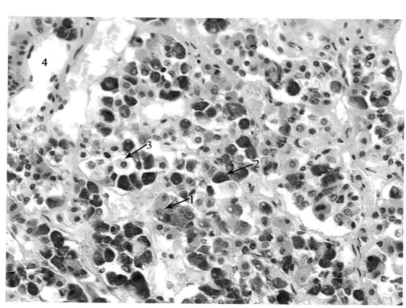

图 17-8　腺垂体(HE，高倍镜)

1.嗜酸性细胞；2.嗜碱性细胞；3.嫌色细胞；4.血窦

Fig. 17-8　Pars distalis of pituitary(HE，high mag.)

1. acidophil；2. basophil；3. chromophobe cell；4. sinusoid capillary

分布于远侧部的周边。数量较少，细胞体较大，圆形或多边形；细胞质强嗜碱性，染成紫蓝色，其中隐约可见嗜碱性颗粒。

(3) 嫌色细胞　数量最多，单个或成群分布。细胞较小，界限不清，核圆形；细胞染色浅。

2) 中间部　滤泡上皮细胞为单层立方或柱状，滤泡腔内含粉红色胶质。滤泡间也有一些嫌色细胞和嗜碱性细胞(图 17-9)。

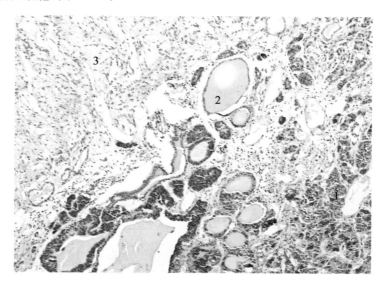

图 17-9 垂体中间部(HE,低倍镜)

1.远侧部;2.中间部;3.神经部

Fig. 17-9 Pituitary(HE, low mag.)

1. pars distalis;2. pars intermedia;3. pars nervosa

3) 神经部 可见较多椭圆形神经胶质细胞(垂体细胞),其细胞质与无髓神经纤维均染成淡粉和灰色,无法区分;有的神经胶质细胞内含较多棕黄色颗粒,即脂褐素。此外,还可见赫令体,呈大小不等、粉染均质状的圆形团块。神经部毛细血管丰富(图 17-10)。

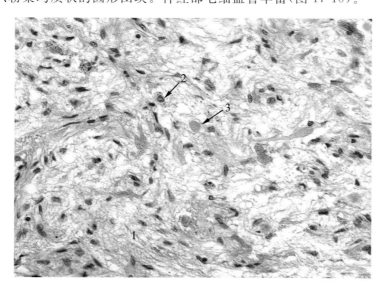

图 17-10 垂体神经部(HE,高倍镜)

1.无髓神经纤维;2.垂体细胞;3.赫令体

Fig. 17-10 Pars nervosa of pituitary(HE, high mag.)

1. unmyelinated nerve fiber;2. pituicyte;3. Herring body

2. 材料与方法　猴赫令体，透射电子显微镜制片。

由于赫令体是由下丘脑神经内分泌细胞合成的分泌颗粒（内含抗利尿激素和催产素）沿轴突运输到神经部沿途和终末聚集而成，故电镜下可见赫令体由轴膜包裹，内含大量分泌颗粒（图17-11）。

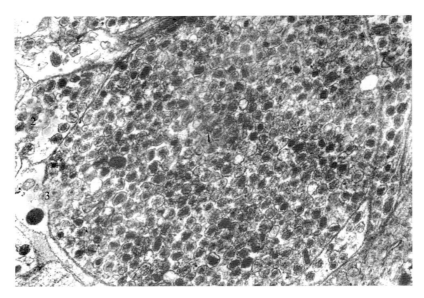

图 17-11　赫令体(TEM)

1. 分泌颗粒；2. 轴突终末；3. 轴膜

Fig. 17-11　Herring body(TEM)

1. secretory granules；2. axon terminal；3. axolemma

（李金茹）

第十八章
眼　和　耳

一、实验目的

（1）掌握眼球壁各层的组织结构，重点掌握视网膜的结构和功能。

（2）掌握螺旋器、椭圆囊斑、球囊斑及壶腹嵴的结构特点和功能。

（3）了解骨迷路与膜迷路的一般组织结构。

二、实验内容

（一）眼球

1. 材料与方法　人眼球前半部（水平断面），HE 染色。

肉眼观：区分角膜、虹膜、睫状体、巩膜和晶状体，明确前房、后房及瞳孔的位置。

低倍镜：

1）纤维膜　从前向后依次分为如下几层。

（1）角膜：位于眼球前方，略向前凸出，染成粉红色。

（2）巩膜：与角膜相连，位于角膜后方，由致密结缔组织组成。角膜边缘处有球结膜附于巩膜表面。球结膜上皮基底面不平坦，下方为疏松结缔组织。

2）血管膜　从前向后依次分为如下几层。

（1）虹膜：一个环形薄膜，在标本上为伸入眼前房、介于角膜与晶状体之间的薄膜，根部与睫状体相连，是由富于血管和色素细胞的疏松结缔组织构成。

（2）睫状体：切面为三角形，自虹膜根部向后延续。

（3）脉络膜：位于睫状体之后，巩膜内侧，为富含血管和色素细胞的疏松结缔组织。脉络膜最内层是玻璃膜，为一层均质浅色薄膜。

3）视网膜　在此标本上仅保留有视网膜的前缘部分。视网膜衬于脉络膜内面，由多层细胞组成。

4）晶状体　位于虹膜后方的椭圆形体，染成深红色。

5）玻璃体　位于晶状体之后，由于是胶体，在制片过程中流失。

高倍镜：

1）角膜　从前向后共分五层（图 18-1）。

（1）角膜上皮（前上皮）：为未角化复层扁平上皮，细胞 5～6 层，基底部平坦，不含色素细胞。

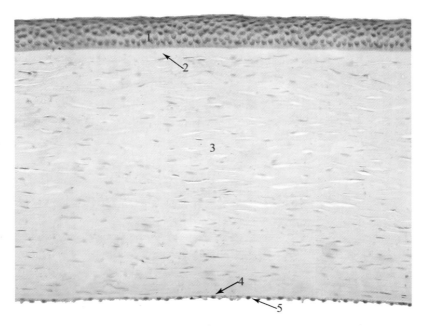

图 18-1　角膜(HE，高倍镜)

1. 角膜上皮；2. 前界层；3. 角膜基质；4. 后界层；5. 角膜内皮

Fig. 18-1　Cornea(HE，high mag.)

1. corneal epithelium；2. anterior limiting lamina；3. corneal stroma；

4. posterior limiting lamina；5. corneal endothelium

　　(2) 前界层(前界膜)：为一层均质膜，淡染，由基质和胶原原纤维构成。

　　(3) 角膜基质(固有层)：较厚，由许多与表面平行的胶原板层组成，无血管。纤维间可见少量扁平的成纤维细胞，此细胞可产生基质和纤维。

　　(4) 后界层(后界膜)：为一层透明均质膜，比前界膜薄。

　　(5) 角膜内皮(后上皮)：为单层扁平或立方上皮。

　　2) 角膜缘　位于巩膜与角膜移行处(图 18-2)。

　　(1) 巩膜距：在巩膜与角膜移行处内侧，巩膜稍向内侧突出，形成一嵴状隆起，即巩膜距。

　　(2) 巩膜静脉窦：位于巩膜

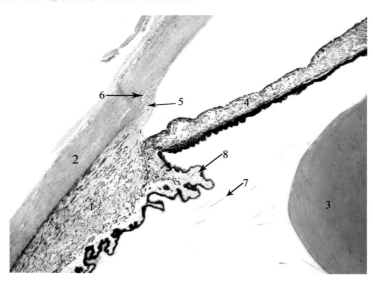

图 18-2　眼球前部(HE，低倍镜)

1. 睫状肌；2. 巩膜；3. 晶状体；4. 虹膜；5. 小梁网；6. 巩膜静脉窦；

7. 睫状小带；8. 睫状突

Fig. 18-2　Anterior part of eyeball(HE，low mag.)

1. ciliary muscle；2. sclera；3. lens；4. iris；5. trabecular meshwork；

6. Schlemm's canal；7. ciliary zonule；8. ciliary process

距前外侧,在标本上呈现为一椭圆形或不规则的狭长管腔,衬有内皮(图18-2)。

(3)小梁网:在巩膜静脉窦的内侧,为染色浅的细网结构,其两侧衬有内皮,由小梁和小梁间隙组成(图18-2)。

3)虹膜 从前向后分为三层(图18-3)。

(1)前缘层:为一层不连续的成纤维细胞和色素细胞,与角膜内皮相连。

(2)虹膜基质:为富含血管和色素细胞的疏松结缔组织。

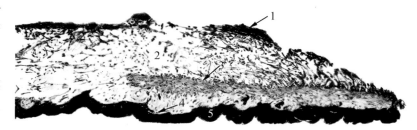
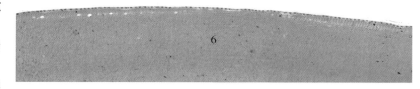

图 18-3 虹膜(HE,高倍镜)
1.前缘层;2.虹膜基质;3.瞳孔括约肌;4.瞳孔开大肌;5.色素上皮层;6.晶状体
Fig. 18-3 Iris(HE, high mag.)
1. anterior border layer; 2. iris stroma; 3. sphincter pupillae muscle;
4. dilator pupillae muscle; 5. purpurogenous membrane; 6. lens

(3)上皮层:由两层细胞构成,表层细胞充满色素,为色素上皮层,深层细胞特化为瞳孔开大肌和瞳孔括约肌。瞳孔开大肌位于色素上皮的深面,紧贴色素上皮,呈粉红色窄带状。瞳孔括约肌位于虹膜瞳孔的边缘部,为横断的平滑肌束。

4)睫状体 为三角形结构,自外向内分为三层(图18-2)。

(1)睫状肌层:最厚,由纵行、放射状和环形平滑肌构成。前两者无明确界限,可见平滑肌的纵切面;后者可见平滑肌横切面。平滑肌纤维之间夹有许多色素细胞。

(2)血管层(睫状基质):为富含血管和色素细胞的疏松结缔组织。

(3)上皮层:有两层细胞组成,表层(内层)为非色素上皮层,深层(外层)为立方形色素上皮层。

5)晶状体 表面透明均质的薄膜为晶状体囊。前面单层立方上皮为晶状体上皮。实质由大量晶状体纤维构成。赤道部纤维有细胞核,中心部纤维无核,染成红色。睫状体与晶状体之间有透明均质的睫状小带相连。

2. 材料与方法 人眼球后半部(水平断面),HE 染色。

肉眼观:在眼球后部向外伸出乳头状隆起,周围有粉红色结缔组织,中央呈灰蓝色的部分为视神经。

低倍镜:从外向内依次分为三层结构(图18-4)。

(1)巩膜:为致密结缔组织,有少量色素细胞。

(2)脉络膜:为疏松结缔组织,含丰富的血管及大量的色素细胞。最内层为透明玻璃膜,很薄。

(3)视网膜:由多层细胞组成。

(4)视神经乳头:染色浅,由大量神经纤维组成(图18-5),其中可见视网膜中央动、静脉。

高倍镜:

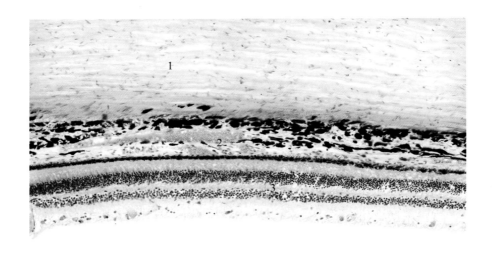

图 18-4　眼球后壁(HE，低倍镜)

1.巩膜；2.脉络膜；3.视网膜

Fig. 18-4　Posterior wall of eyeball(HE, low mag.)

1. sclera；2. choroid；3. retina

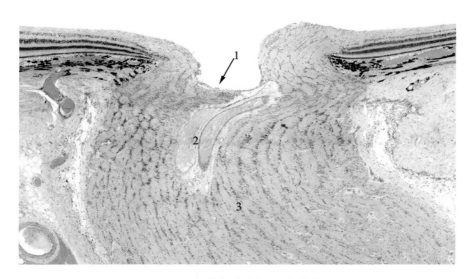

图 18-5　视神经乳头(HE，低倍镜)

1.视神经乳头；2.血管；3.视神经

Fig. 18-5　Papilla of optic nerve(HE, low mag.)

1. papilla of optic nerve；2. blood vessel；3. optic nerve

1) 视网膜　自外向内由四层细胞构成(图 18-6)。

(1) 色素上皮层：位于玻璃膜内面,由单层矮柱状细胞组成,细胞核呈圆形、染色浅,细胞质内含有棕黄色的色素颗粒。

(2) 视细胞层：位于色素上皮层内侧,由视锥细胞和视杆细胞组成。在光镜下不易区分两种细胞,其细胞核聚集排列成一层。树突部分(视锥和视杆)伸向色素上皮层,染色浅;轴突伸向

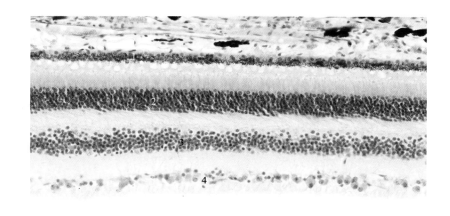

图 18-6　视网膜(HE，高倍镜)

1.色素上皮层；2.视细胞层；3.双极细胞层；4.节细胞层

Fig. 18-6　Retina(HE，high mag.)

1. pigment epithelial layer；2. visual cell layer；3. bipolar cell layer；4. ganglion cell layer

双极细胞层。在制片过程中，第 1、2 层细胞常相分离，出现较大空隙。

（3）双极细胞层：位于视细胞层内侧，主要由双极细胞和水平细胞组成。细胞界限不清，细胞核呈圆形或椭圆形，密集排列成一层，其突起在光镜下不易分辨。

（4）节细胞层：位于视网膜最内侧，由排列较稀疏的节细胞组成，其细胞体较大，细胞界限不清，细胞核圆。此层中可见一些小血管，为视网膜中央动、静脉的分支。

2）黄斑　眼球后极，正对视轴处，中央有一个浅凹，即中央凹。此处只有色素上皮细胞与视锥细

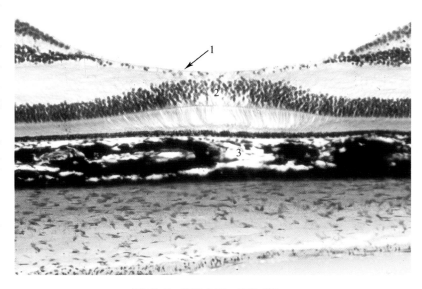

图 18-7　黄斑(HE，高倍镜)

1.中央凹；2.视锥细胞；3.脉络膜

Fig. 18-7　Macula lutea(HE，high mag.)

1. fovea centralis；2. cone cell；3. choroid

胞，后者与双极细胞和节细胞形成一对一联系，故能精确传导视觉信号。此处双极细胞与节细胞均向外周倾斜，从而形成局部凹陷(图 18-7)。

3. 材料与方法　豚鼠视细胞，透射电子显微镜制片。

视细胞分为胞体、外突和内突三部分。外突中段有一个缩窄处而将其分为内节和外节(图

18-8）。内节富含线粒体、粗面内质网和高尔基复合体，是合成感光蛋白的部位；外节含有大量平行层叠的扁平状膜盘，是由外节基部一侧的胞膜向胞质内陷形成。根据外突形状和感光性质不同，视细胞分为视锥细胞和视杆细胞两种，视锥细胞较粗大，外突呈圆锥形，膜盘大多与细胞膜不分离；视杆细胞较细长，外突呈杆状，膜盘与细胞表面细胞膜分离而独立。

（二）眼睑

材料与方法　人上眼睑（矢状断面），HE染色。

肉眼观：切片较窄的一端为睑缘，上端染为深粉红色条状结构为皮肤表皮，下端粉染宽带状结构为睑板。

低倍镜：自皮肤向内依次分为如下几层。

（1）皮肤：结构与体皮相同，在睑缘部有睫毛，毛囊的一侧有睑缘腺，为皮脂腺，皮下组织中的汗腺，即睫毛腺。

（2）皮下组织：为较薄层疏松结缔组织，脂肪细胞较少。

（3）肌层：可见粗大的骨骼肌束（横断），为眼轮匝肌。

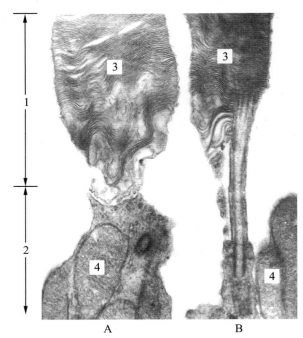

图 18-8　视锥细胞和视杆细胞（TEM）
A.视锥细胞树突；B.视杆细胞树突；
1.外节；2.内节；3.膜盘；4.线粒体
Fig. 18-8　Cone cell and rod cell（TEM）
A. dendrite of cone cell；B. dendrite of rod cell；
1. outer segment；2. inner segment；
3. membranous disc；4. mitochondria

（4）睑板：由致密结缔组织构成，色浅且均匀。睑板内可见变形的皮脂腺，称睑板腺。由大量色浅的腺泡和色深的导管组成，导管开口于睑缘附近。

（5）睑结膜：为复层柱状上皮，在睑缘处与皮肤移行，上皮下有薄层疏松结缔组织。

（三）耳蜗

1.材料与方法　豚鼠内耳，HE染色。

肉眼观：在切片上可见外形为蜗牛壳的耳蜗，中央粉红色的部分为蜗轴，两侧圆形的断面为膜蜗管。

低倍镜：

（1）蜗轴：由骨组织构成。在蜗轴中央部可见相对粗大的蜗神经和骨髓腔内的造血组织（含大量原始血细胞）。在周围部伸出骨性螺旋板的部位可见螺旋神经节，主要由密集的神经细胞构成。

（2）膜蜗管：位于蜗轴两侧。由于是沿蜗轴纵切，因而耳蜗被横断。膜蜗管呈圆形或卵圆形，并且断面可分为三个部分，上部为前庭阶，下部为鼓室阶，中央为膜蜗管。膜蜗管呈三角形，上壁为前庭膜，侧壁有血管纹，下壁为骨性螺旋板和基底膜（图 18-9）。

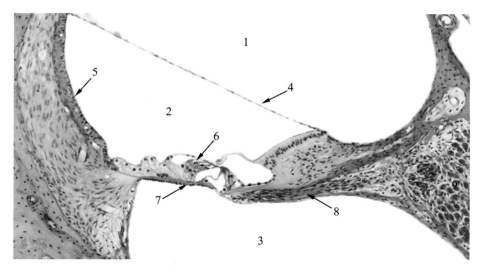

图 18-9　耳蜗（HE，低倍镜）

1.前庭阶；2.膜蜗管；3.鼓室阶；4.前庭膜；5.血管纹；6.螺旋器；7.基底膜；8.骨螺旋板；9.螺旋神经节

Fig. 18-9　cochlea（HE，low mag.）

1. scala vestibuli；2. membranous cochlear canal；3. scala tympani；4. vestibular membrane；5. stria vascularis；

6. spiral organ；7. basal lamina；8. osseous spiral lamina；9. spiral ganglion

高倍镜：

1）膜蜗管

（1）前庭膜：较薄；中间为少量结缔组织，两侧覆盖单层扁平上皮。

（2）血管纹；为复层柱状上皮，上皮内可见毛细血管。上皮下方的致密结缔组织（增厚的骨膜）即为螺旋韧带。

（3）基底膜：为从骨性螺旋板至螺旋韧带间的薄膜，基底膜上方的上皮特化为螺旋器，基底膜下方为单层扁平上皮，中间染为深红色的细丝束为听弦。

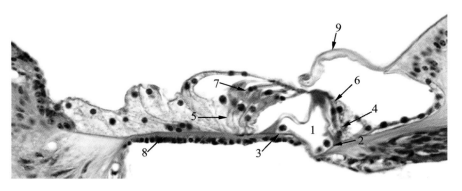

图 18-10　螺旋器（HE，高倍镜）

1.内隧道；2.内柱细胞；3.外柱细胞；4.内指细胞；5.外指细胞；

6.内毛细胞；7.外毛细胞；8.基底膜；9.盖膜

Fig. 18-10　Spiral organ（HE，high mag.）

1. inner tunnel；2. inner pillar cell；3. outer pillar cell；4. inner phalangeal cell；

5. outer phalangeal cell；6. inner hair cell；7. outer hair cell；

8. basal lamina；9. tectorial membrane

2）螺旋器（corti organ）　由支持细胞和毛细胞组成，支持细胞分为柱细胞和指细胞（图 18-10）。螺旋器是听觉感受器。

(1) 柱细胞：内、外柱细胞均并列于基底膜上，细胞基部宽大，顶部细而长，基底部和顶部彼此连接，细胞中部分离，围成一条三角形内隧道。

(2) 指细胞：位于内、外柱细胞两侧。切面上内柱细胞内侧有一个内指细胞；外柱细胞外侧有3～4个外指细胞。指细胞呈长柱形，伸出指状突起（切片上不易分辨）。基底部位于基底膜上，细胞核圆形，位于细胞中部，其细胞核的位置略高于柱细胞。

(3) 毛细胞：内、外毛细胞分别位于内、外指细胞的上方，呈高柱状，细胞核圆形，位于细胞基部，细胞质呈嗜酸性，细胞界限不清，因此可依据核的位置和细胞质染色特点区分柱细胞、指细胞和毛细胞。

(4) 盖膜：为较薄的胶质膜，起于螺旋缘，覆盖在螺旋器上方，在切片上常呈扭曲折叠状。

2. 材料与方法　豚鼠内耳螺旋器，扫描电子显微镜制片。

毛细胞坐落于指细胞顶部的凹陷内，相应地分为1列内毛细胞和3～4列外毛细胞。细胞游离面有数十至上百根粗而长的静纤毛。内毛细胞的静纤毛呈U形或弧形排列；外毛细胞的静纤毛呈V形或W形排列（图18-11）。

（四）壶腹嵴和位觉斑

材料与方法　豚鼠内耳，HE染色。

低倍镜：可见骨组织围成圆形或不规则形腔。邻近耳蜗基部者为前庭，其内的膜性囊状结构为球囊或椭圆囊（在切片上不易区分），部分切片上可观察到球囊斑或椭圆囊斑。远离耳蜗的圆形腔多为半规管的横断面；半规管壶腹部呈不规则形，部分切片上可观察到壶腹嵴。

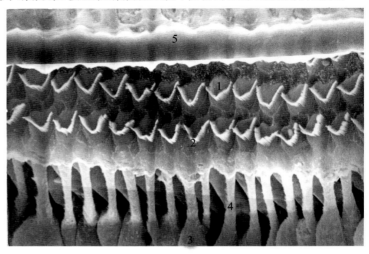

图18-11　螺旋器（SEM）
1. 外毛细胞；2. 静纤毛；3. 指细胞；4. 指状突起；5. 盖膜
Fig. 18-11　Spiral organ（SEM）
1. outer hair cell；2. stereocilia；3. phalangeal cell；
4. process of phalangeal cell；5. tectorial membrane

高倍镜：

(1) 球囊斑与椭圆囊斑：均由上皮与固有层构成。上皮较厚，其中支持细胞呈柱状，细胞核位于基底，细胞质色淡；毛细胞夹于支持细胞之间，细胞核圆，位置高于支持细胞核，细胞质染色略深，细胞顶部可见参差不齐的纤毛。上皮游离面位砂膜中的钙盐结晶（位砂）已在标本制备过程中脱钙消失，故该膜呈丝絮状淡染结构。固有层为局部增厚的骨膜（图18-12）。此结构为位觉感受斑，可感受身体的直线变速运动和静止状态。

(2) 壶腹嵴：半规管膜性壶腹部骨膜和上皮局部增厚，形成横行的山嵴状隆起，即壶腹嵴。结构与球囊斑相似。上皮由支持细胞和毛细胞组成，固有层为骨膜的致密结缔组织（图18-13）。壶腹帽亦呈丝絮状淡染结构。此结构为位觉器，可感受身体或头部的旋转变速运动。

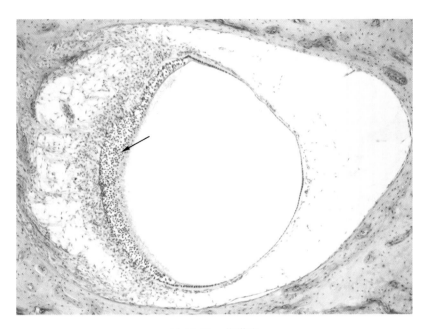

图 18-12　位觉斑

箭头表示位觉斑

Fig. 18-12　Macula sacculi

The arrowhead indicates macula sacculi

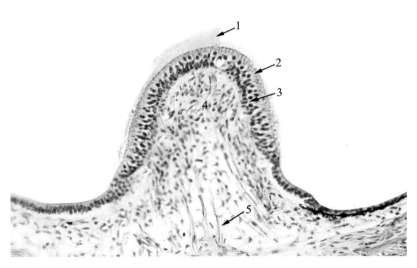

图 18-13　壶腹嵴

1.壶腹帽；2.毛细胞；3.支持细胞；4.固有层；5.神经纤维

Fig. 18-13　Crista ampullaris

1. cupula；2. hair cell；3. supporting cell；4. tunica propria；5. nerve fiber

（赵慧）

第十九章
男性生殖系统

一、实验目的

(1) 掌握睾丸的一般组织结构。

(2) 掌握生精小管结构,精子发生过程和睾丸间质细胞结构和功能。

(3) 了解附睾和前列腺的结构和功能。

二、实验内容

(一) 睾丸和附睾

1. 材料与方法　人睾丸与附睾,火棉胶包埋,HE 染色。

火棉胶包埋法适用于大块组织的切片制作。但是,因切片较厚,一般约为 15 μm,故高倍镜观察时要不断用细螺旋调整焦距。

肉眼观:标本一侧呈半圆形,染色较深的部分为睾丸,另一侧呈椭圆形,染色较浅的部分为附睾,两者之间粉红色带状部分为睾丸纵隔。

1) 睾丸

低倍镜:

(1) 白膜和睾丸纵隔:白膜是睾丸外表面覆盖的一层致密结缔组织,其表面被有间皮。睾丸与附睾相邻处的白膜增厚,为睾丸纵隔,其内有不规则的腔隙,即睾丸网。

(2) 生精小管和直精小管:睾丸实质中可见大量不同断面的管道,其管径较粗,管壁较厚,由数层生精上皮细胞围成生精小管。生精小管之间有结缔组织,为睾丸间质,其中可见细胞体积较大的嗜酸性细胞为睾丸间质细胞。靠近睾丸纵隔,由单层上皮构成直精小管。

高倍镜:

(1) 生精小管:基膜明显,由生精上皮组成,含多层生精细胞和支持细胞。由于生精细胞均镶嵌在支持细胞胞质内,两类细胞轮廓不清,故只能依据细胞核的形态和位置来区分细胞类型。生精小管基膜外侧有梭形肌样细胞。

①生精细胞:包括精原细胞、初级精母细胞、次级精母细胞、精子细胞和精子(图 19-1)。

a. 精原细胞:紧贴基膜,细胞呈圆形,较小,直径 12 μm,细胞核呈圆形,染色较深。

b. 初级精母细胞:在精原细胞内侧,一般 2～3 层细胞,细胞最大,直径 18 μm,呈圆形,细胞核大而圆,含有丝球状的染色质。此类细胞数量较多。

c. 次级精母细胞:在初级精母细胞内侧,细胞直径 12 μm,核圆,染色浅。由于次级精母细胞不进行 DNA 复制,迅速进入第二次减数分裂,产生两个精子细胞,故在切片中不易见到。

d. 精子细胞:成群聚集于次级精母细胞内侧,细胞直径约 8 μm,核小而圆,染色颇深。

e. 精子:成群聚集于管腔,头部插在支持细胞近腔面。精子头小,呈梨形,染色极深。精子尾通常被切断,一般不易见到。

②支持细胞:散在于各级生精细胞之间,细胞界限不清,细胞核呈卵圆形或三角形,染色浅,核仁清晰(图 19-1)。

(2)睾丸间质细胞:多成群分布于生精小管之

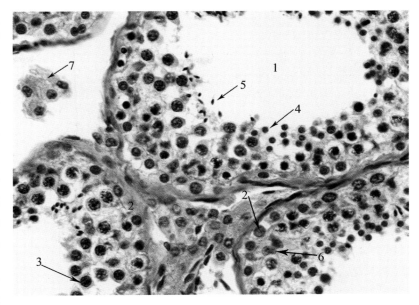

图 19-1　睾丸(HE,高倍镜)

1.生精小管;2.精原细胞;3.初级精母细胞;4.精子细胞;

5.精子;6.支持细胞;7.睾丸间质细胞

Fig. 19-1　Testis(HE, high mag.)

1. seminiferous tubules;2. spermatogonium;3. primary spermatocyte;4. spermatid;

5. sperm;6. supporting cell(sertoli cell);7. interstitial cells(leydig cells)

间的结缔组织中。细胞为圆形或椭圆形,细胞质嗜酸性,有时在胞质内可见棕黄色的色素颗粒,细胞核大而圆,常偏位,核仁明显(图 19-1)。

2)附睾　附睾表面有致密结缔组织构成被膜,其内由许多小管组成,一种为输出小管,另一种为附睾管。小管基膜外有少量环形平滑肌。小管之间为结缔组织。

(1)输出小管:多位于附睾头部,管腔面高低不平,围成管腔的上皮由高柱状纤毛细胞和低柱状无纤毛细胞相间排列而成(图19-2)。

(2)附睾管:位于附睾体和附睾尾,管腔大而规则,管壁为假复层柱状上皮,细胞游离面有静纤毛,腔内可见大量聚集成团的精子。上皮外有较多的平滑肌细胞(图19-2)。

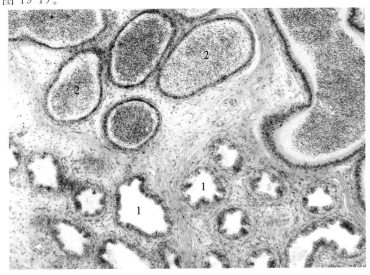

图 19-2　附睾(HE,高倍镜)

1.输出小管;2.附睾管

Fig. 19-2　Epididymis(HE, high mag.)

1. efferent duct;2. epididymal duct

2.材料与方法　猴生精小管,透射电子显微镜制片。

可见生精小管壁靠近基膜(或肌样细胞)的圆形细胞为精原细胞,与其顶端细胞相连部位为胞质桥,这些生精细胞均嵌在支持细胞胞质内,支持细胞核类三角形,常染色质多,可见清晰核仁,细胞核外侧胞质含有电子密度较高的脂滴(图19-3)。

（二）精子

1.材料与方法　人精液涂片,HE染色。

肉眼观:可见涂片上有染色深浅不一的区域。

低倍镜:精液涂的较薄部位的精子较为分散,而涂的较厚部位的精子聚集在一起或缠绕在一起,选择较薄的部位观察。

高倍镜:精子呈蝌蚪状,由头和尾两部分构成。精子头呈椭圆形,颜色深,顶端淡染为顶体;尾部细而长,呈线状(图19-4)。

2.材料与方法　大鼠精子,透射电子显微镜制片。

可见高电子密度锥形的精子头部,尖端中等电子密度的部分为顶体;头部与尾部中段连接部位狭窄为颈部,其中可见中心粒;尾部中段外包线粒体鞘,中轴为微管组成的轴丝。精子周围是支持细胞胞质(图19-5)。

（三）输精管

材料与方法　人输精管(横切),HE染色。
肉眼观:呈中空管状结构。
低倍镜:管腔不规则,管壁从内向外可分为黏膜、肌层和外膜三层。
（1）黏膜:表面有皱襞突入管腔。黏膜由上皮和固有层组成。上皮为假复层柱状上皮,固有层为结缔组织。

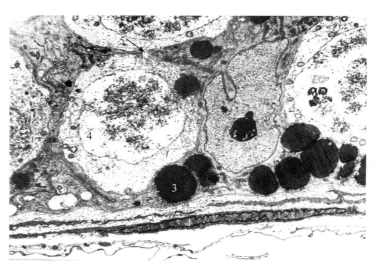

图 19-3　生精小管(TEM)
1.基膜;2.支持细胞;3.脂滴;4.精原细胞;5.胞质桥
Fig. 19-3　Seminiferous tubules(TEM)
1. basement membrane; 2. supporting cell(sertoli cell); 3. lipid droplets;
4. spermatogonium; 5. intercellular cytoplasmic bridge

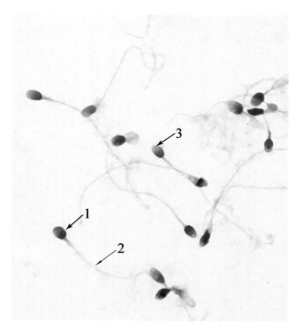

图 19-4　人精子涂片(HE,高倍镜)
1.精子头;2.精子尾;3.顶体
Fig. 19-4　Sperm(HE, high mag.)
1. head of sperm; 2. tail of sperm; 3. acrosome

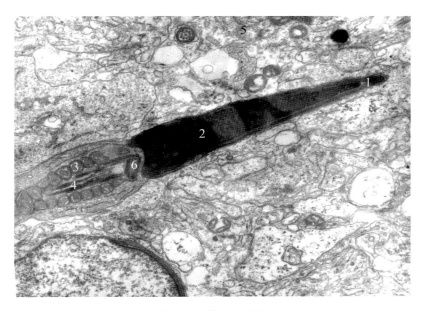

图 19-5 精子(TEM)

1.顶体；2.细胞核；3.线粒体鞘；4.轴丝；5.支持细胞；6.颈段

Fig. 19-5 Sperm(TEM)

1. acrosome；2. nucleus；3. mitochondrial sheath；4. axoneme；5. supporting cell；6. neck piece

（2）肌层：分为内纵、中环和外纵三层平滑肌。

（3）外膜：为纤维膜，由结缔组织构成。

（四）前列腺

材料与方法 人前列腺，HE 染色。

肉眼观：切片为前列腺的一部分，粉染，内有腔隙结构，外包被膜。

低倍镜：前列腺表面有结缔组织被膜，其中富有平滑肌细胞。被膜伸入腺实质形成间质成分。腺

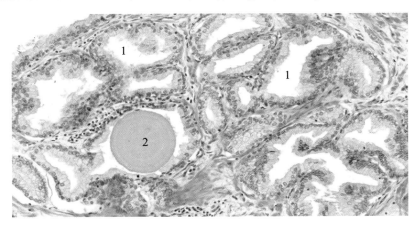

图 19-6 前列腺(HE，高倍镜)

1.分泌腺泡；2.前列腺凝固体

Fig. 19-6 Prostate(HE，high mag.)

1. secretory alveolus；2. prostatic concretion

泡上皮为单层立方、单层柱状或假复层柱状上皮。腺腔较大，多皱褶，故腔面不规则。腔内可见有圆形或椭圆形嗜酸性板层小体，即前列腺凝固体，经钙化可形成前列腺结石。导管由单层立方或单层柱状上皮构成，与腺泡不易区别（图 19-6）。

（五）阴茎

材料与方法　人阴茎（横断面），HE染色。

肉眼观：中央有腔，且较小的部分为尿道海绵体，两侧没有腔的圆形结构为阴茎海绵体。

低倍镜：尿道海绵体表面被覆有致密结缔组织白膜。结缔组织伸入海绵体内部形成小梁，其内有平滑肌纤维。小梁之间有形状不规则并且互相连通的间隙，为海绵体窦，窦的表面衬有内皮。尿道周围的黏膜向尿道腔内形成皱襞，尿道表面的上皮为变移上皮。两侧阴茎海绵体表面也有白膜，除无尿道外，其余组织结构同尿道海绵体。在三个海绵体内均可见较大的血管呈螺旋状走行，即螺旋动脉。

（郝利铭）

第二十章
女性生殖系统

一、实验目的

(1) 掌握卵巢各级卵泡在发育中的形态结构变化以及黄体的结构特点及功能。
(2) 掌握子宫一般组织结构和内膜周期性变化特点与卵巢激素的关系。
(3) 了解输卵管和乳腺的一般结构特点。

二、实验内容

(一) 卵 巢

1. 材料与方法 兔卵巢, HE 染色。

肉眼观: 卵巢纵断面为长椭圆形, 其周边可见大小不等的圆泡状结构, 为皮质。中央较为疏松为髓质。有的标本可见与卵巢系膜相连的卵巢门。

低倍镜: 卵巢表面被覆有单层立方或扁平上皮。上皮深部有薄层结缔组织构成的白膜。卵巢皮质含发育各阶段的卵泡和结缔组织。髓质由疏松结缔组织组成, 富含血管。

(1) 原始卵泡: 位于白膜深部, 数量多, 体积最小。卵泡中央有一个大而圆的初级卵母细胞, 细胞核圆, 染色浅, 核仁明显, 细胞质嗜酸性; 其周围有

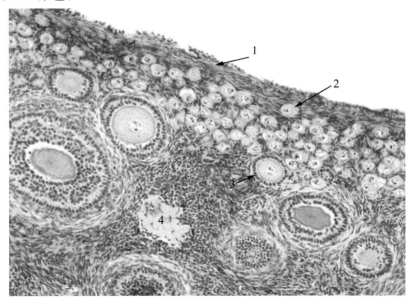

图 20-1　卵巢皮质(HE, 低倍镜)
1. 白膜; 2. 原始卵泡; 3. 初级卵泡; 4. 白体
Fig. 20-1　Ovarian cortex(HE, low mag.)
1. tunica albuginea; 2. primordial follicle; 3. primary follicle; 4. corpus albicans

一层扁平的卵泡细胞, 细胞界限不清, 仅见卵圆形细胞核(图 20-1)。

（2）初级卵泡：位于原始卵泡深部，中央为较大的初级卵母细胞，其周边有一层染为红色均质状的透明带。周围的卵泡细胞变为单层立方、柱状或多层（图20-1）。

（3）次级卵泡：初级卵母细胞周围的卵泡细胞增多，细胞间出现小腔，有的已融合为大腔，即卵泡腔。腔内可见粉红色絮状物，为卵泡液中蛋白质凝固形成。卵泡腔进一步增大，并把初级卵母细胞和部分卵泡细胞挤向一侧，形成卵丘。紧贴透明带的一层高柱状卵泡细胞呈放射状排列，为放射冠。卵泡腔周围的卵泡细胞形成颗粒层。颗粒层周围的结缔组织形成卵泡膜，其内层有多边形、体积较大、淡染的膜细胞，外层为结缔组织（图20-2、图20-3）。

（4）成熟卵泡：体积非常大并突向卵巢表面。卵泡腔很大，颗粒层变薄，由于成熟卵泡很快排出，故标本上极少见到。

（5）闭锁卵泡：由于在卵泡发育不同阶段闭锁或同一发育阶段闭锁早晚不同、其形态结构各异。一般闭锁早期的卵泡中可见固缩浓染的细胞核，乃因卵泡细胞死亡所致。尚可见大量中性粒细胞进入。闭锁晚期的卵泡残存一条

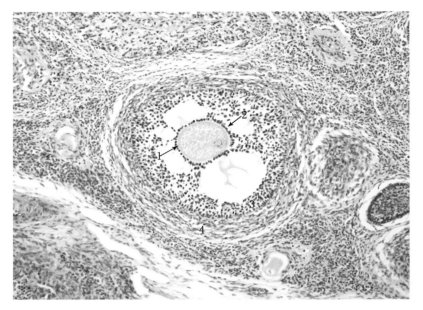

图 20-2　次级卵泡（HE，低倍镜）
1.透明带；2.放射冠；3.颗粒层；4.卵泡膜
Fig. 20-2　Secondary follicle（HE，low mag.）
1. zona pellucida；2. corona radiata；3. stratum granulosum；4. follicular theca

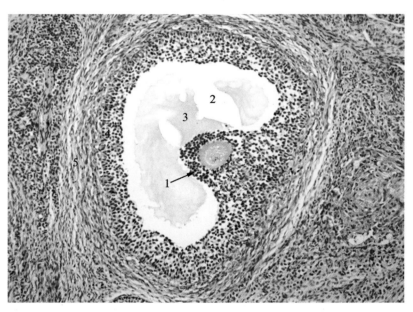

图 20-3　次级卵泡（HE，低倍镜）
1.卵丘；2.卵泡腔；3.卵泡液；4.颗粒层；5.卵泡膜
Fig. 20-3　Secondary follicle（HE，low mag.）
1. cumulus oophorus；2. follicular cavity；3. follicular fluid；
4. stratum granulosum；5. follicular theca

扭曲变形的透明带,其内卵母细胞已消失,外围常见大量间质细胞(图 20-4)。

(6)间质腺:由大量间质细胞构成。间质细胞与膜细胞形态相似,但多数较大,形成团状。在兔卵巢切片上间质细胞极其发达,无典型黄体(图 20-5)。

2.材料与方法 猴卵母细胞、透明带和卵泡细胞,透射电子显微镜制片。

初级卵母细胞胞质中出现了电子致密的溶酶体,称皮质颗粒。卵泡细胞的纤细突起穿入透明带与初级卵母细胞的微绒毛或胞膜接触,并有缝隙连接(图 20-6)。

(二)子宫

材料与方法 人子宫,HE 染色。

肉眼观:切片上着色深的一侧为内膜,较厚的粉红色部分为肌层。

低倍镜:子宫壁很厚,由内往外分内膜、肌层及外膜三层。内膜形态随月经周期卵巢激素的变化而变化,可分为增生期、分泌期和月经期。

1)内膜

(1)增生期子宫内膜:表面为单层柱状上皮,由大量分泌细胞和散在的纤毛细胞组成。固有层很厚,由结缔组织构成(图 20-7),其中子宫腺为单管状腺,切面上多为横切及斜切面,腺上皮为单

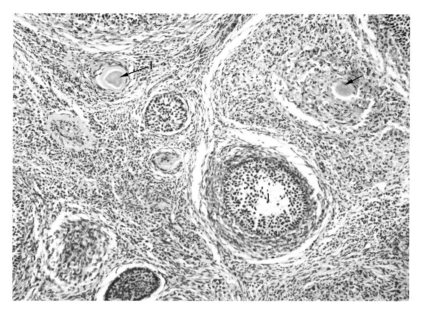

图 20-4 闭锁卵泡(HE,低倍镜)
1.闭锁卵泡
Fig. 20-4 Atretic follicles(HE, low mag.)
1. atretic follicles

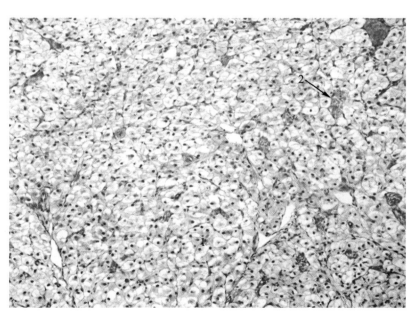

图 20-5 间质腺(HE,高倍镜)
1.间质腺;2.血窦
Fig. 20-5 Interstitial gland(HE, high mag.)
1. interstitial gland; 2. sinusoid capillary

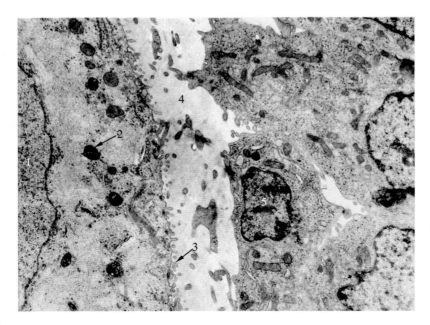

图 20-6　生长卵泡(TEM)

1.初级卵母细胞；2.皮质颗粒；3.微绒毛；4.透明带；5.卵泡细胞

Fig 20-6 Growing follicle(TEM)

1. primary oocyte；2. cortical granule；3. microvilli；4. zona pellucida；5. follicular cell

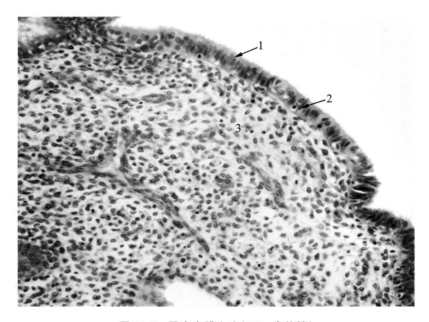

图 20-7　子宫内膜上皮(HE，高倍镜)

1.纤毛细胞；2.分泌细胞；3.固有层

Fig. 20-7　Epithelium of endometrium(HE, high mag.)

1. ciliated cell；2. secretory cell；3. lamina propria

层柱状,腺腔小,无分泌物;固
有层结缔组织中基质细胞体
积较小,染色深,可见一些微
动脉的横切面聚集在一起,即
为螺旋动脉(图20-8)。

（2）分泌期子宫内膜:可
见子宫内膜明显增厚,固有层
结缔组织呈水肿状态。子宫
腺腔扩大,腺腔内有染为粉红
色分泌物。腺细胞着色浅,细
胞核上方或下方可见空泡。
基质细胞体积增大,细胞质淡
染。由于螺旋动脉增长、弯
曲,故切片上可观察到更多的
微动脉横断面。

（3）月经期子宫内膜。

2）肌层 有较厚的平滑
肌组成,内膜下肌层多为纵
行,浆膜下肌层多为环形和
斜行。

3）外膜 较薄,由间皮
和少量结缔组织构成。

（三）输卵管

材料与方法 输卵管(横
切面),HE染色。

肉眼观:管腔内有许多皱
襞,腔面染为紫蓝色的部分为
黏膜,周围染为红色的部分为
肌层。

低倍镜:管壁从管腔由内
向外分为黏膜、肌层和浆膜
三层。

（1）黏膜:可见许多分支
皱襞突入管腔。上皮为单层
柱状,由纤毛细胞和无纤毛的
分泌细胞组成。固有层较薄
(图20-9)。

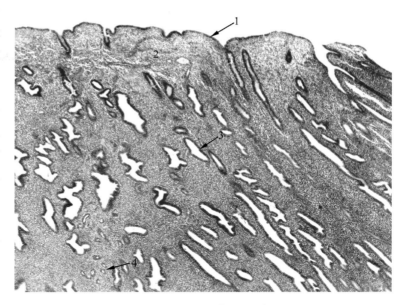

图 20-8 增生期子宫内膜(HE,高倍镜)
1.内膜上皮;2.固有层;3.子宫腺;4.螺旋动脉
Fig. 20-8 Proliferative phase of endometrium(HE, high mag.)
1. epithelium of endometrium; 2. lamina propria;
3. uterine gland; 4. coiled artery

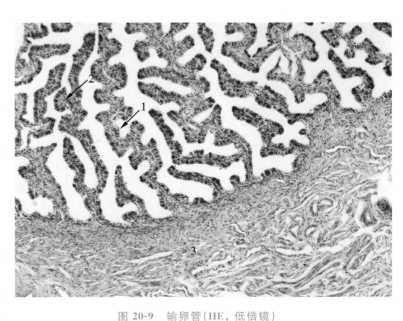

图 20-9 输卵管(HE,低倍镜)
1.输卵管上皮;2.固有层;3.肌层
Fig. 20-9 Oviduct(HE, low mag.)
1. epithelium of oviduct; 2. lamina propria; 3. muscular layer

（2）肌层:由内环行、外纵行两层平滑肌组成。

（3）浆膜：由间皮和结缔组织构成。

（四）子宫颈与阴道

材料与方法 人子宫颈与阴道，HE染色。

肉眼观：染为紫蓝色、凹凸不平的部分为黏膜面，其中含有皱襞的部分为子宫颈部，与其相连续染成深蓝色的边缘部分为阴道部。

低倍镜：子宫颈部黏膜表面形成高大分支的皱襞，相邻皱襞之间的裂隙形成腺样陷窝。黏膜上皮为单层柱状。由较少的纤毛细胞和较多的分泌细胞组成；肌层由排列不规则的平滑肌构成；外膜由结缔组织构成纤维膜。

阴道部黏膜表面有许多皱襞，上皮为未角化的复层扁平上皮，固有层由致密结缔组织构成（图20-10），内含丰富的弹性纤维及血管，不含腺体；固有层形成许多较高的乳头突入上皮内；肌层为排列成内环行、外纵行两层平滑肌。外膜为纤维膜，由富含弹性纤维、血管和神经的疏松结缔组织构成。

（五）乳 腺

1. 材料与方法 人乳腺（静止期），HE染色。

肉眼观：标本为乳腺的一部分，染为紫蓝色的为腺泡和导管，白色和淡粉色的为脂肪组织和结缔组织。

低倍镜：由结缔组织将乳腺分成小叶，静止期乳腺有大量结缔组织和脂肪组织，小叶内腺泡

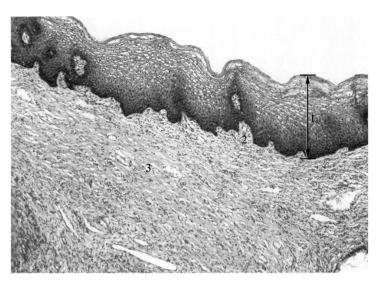

图20-10 阴道（HE，高倍镜）
1.阴道上皮；2.固有层；3.肌层
Fig. 20-10 Vagina（HE，high mag. ）
1. epithelium of vagina；2. lamina propria；3. muscular layer

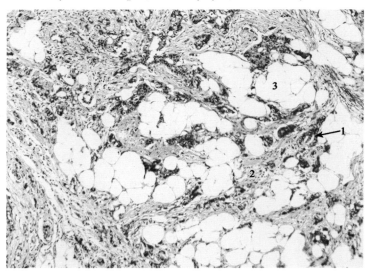

图20-11 静止期乳腺（HE，高倍镜）
1.腺泡；2.结缔组织；3.脂肪
Fig. 20-11 Resting period of mammary gland（HE，high mag. ）
1. alveolus；2. connective tissue；3. adipose tissue

较少，呈管泡状，腺泡上皮为单层立方或柱状上皮。小叶内导管上皮与腺泡很难区分，小叶间导

管腔较大,由复层柱状上皮围成(图 20-11)。

2. 材料与方法　人乳腺(活动期),HE 染色。

肉眼观:切片粉染,为乳腺的一部分,其中可见许多泡状结构。

低倍镜:可见许多乳腺小叶,小叶间脂肪组织和结缔组织较少,小叶内可见处于不同分泌期的腺泡,有的腺泡上皮细胞呈柱状,细胞质呈空泡状;有的腺泡上皮呈扁平形;腺腔中粉红色均质物为乳汁蛋白酶凝固形成。小叶间导管为单层柱状或复层柱状上皮(图 20-12)。

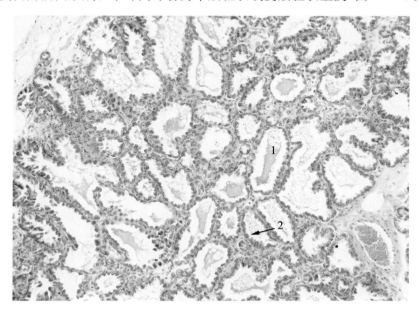

图 20-12　分泌期乳腺(HE,高倍镜)

1. 乳汁蛋白;2. 腺泡上皮细胞

Fig. 20-12　Secretory phase of mammary gland(HE, high mag.)

1. milk protein; 2. alveolar epithelial cell

(洪灯)

第二十一章
胚胎学总论

一、实验目的

（1）通过观察鸡胚三胚层形成过程的切片和人体胚胎早期发生模型，掌握人受精卵发育、植入和三胚层形成过程；熟悉三胚层早期分化的结构和胎膜的演变过程。

（2）通过观察人胎盘的大体标本、切片以及模型，掌握胎盘结构和功能。

二、实验内容

（一）三胚层胚

1. 材料与方法 鸡胚 36 h 切片（横切），卡红染色（此染色法将细胞核染为深红色，细胞质染为浅红色）。

低倍镜：切片中央较厚的弓形组织为胚体，其凸面为背侧的外胚层，与之相连的薄层组织为羊膜和胚外体壁中胚层。其凹面为腹侧的内胚层，与之相连的薄层组织为卵黄囊和胚外脏壁中胚层。内外胚层之间是胚内中胚层（图 21-1）。

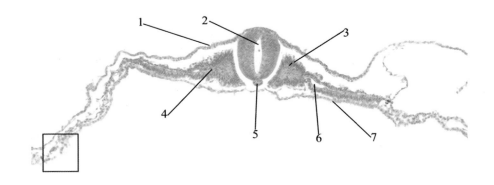

图 21-1　鸡胚 36 h 切片（卡红染色，低倍镜）

1. 外胚层；2. 神经管；3. 轴旁中胚层；4. 间介中胚层；5. 脊索；6. 侧中胚层；7. 内胚层

Fig. 21-1　Section of the chicken embryo during 36 h（carmine red staining, low mag. ）

1. ectoderm；2. nerviduct；3. paraxial mesoderm；4. intermediate mesoderm；5. notochord；

6. lateral mesoderm；7. endoderm

（1）外胚层：由一层柱状细胞构成。

（2）神经管：位于胚体中央，外胚层下方，管壁由多层细胞围成。

（3）脊索：为神经管腹侧的圆形细胞团，位于胚内中胚层。

（4）胚内中胚层：位于神经管和脊索的两侧，对称分布。神经管两侧的细胞团分别为轴旁中胚层、间介中胚层和侧中胚层。侧中胚层中间可见一个腔，为胚内体腔。

（5）内胚层：由一层立方细胞构成。

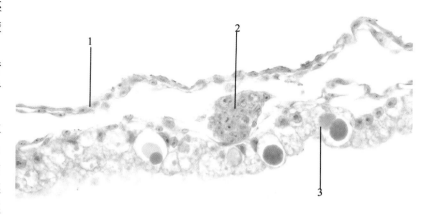

图 21-2　血岛（卡红染色，高倍镜）

1. 羊膜；2. 血岛；3. 卵黄

Fig. 21-2　Blood island（carmine red staining, low mag. ）

1. amnion；2. blood island；3. yolk

（6）血岛：呈团索状，来自卵黄囊壁的胚外脏壁中胚层细胞。分化形成原始造血干细胞和原始毛细血管（图 21-2）。

2. 材料与方法　鸡胚 56 h 切片（横切），Ehrlich 酸性苏木精染色。

低倍镜：可见胚体形成头褶、尾褶和侧褶。在胚体的横切面上可见神经管、脊索、轴旁中胚层、间介中胚层、侧中胚层及胚内体腔（图 21-3）。

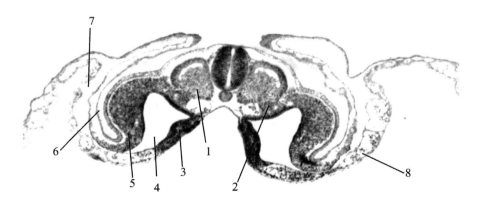

图 21-3　鸡胚 56 h 切片（Ehrlich 酸性苏木精染色，低倍）（天津医科大学供图）

1. 轴旁中胚层；2. 间介中胚层；3. 脏壁中胚层；4. 胚内体腔；5. 体壁中胚层；6. 羊膜腔；7. 胚外体腔；8. 卵黄囊

Fig. 21-3　Section of the chicken embryo during 56 h（Ehrlich acid hematoxylin staining, low mag. ）

1. paraxial mesoderm；2. intermediate mesoderm；3. splanchnopleuric mesoderm；4. intraembryonic coelom；

5. somatopleuric mesoderm；6. amniotic cavity；7. extraembryonic coelom；8. yolk sac

（二）胎盘

1. 材料　成熟人胎盘。

肉眼观：新鲜人胎盘重约 500 g，柔软，深紫红色。半透明的羊膜覆盖在胎儿面，有脐带附着,透过羊膜可见脐血管粗细不等的分支(图 21-4)。母体面相对粗糙,颜色较深,可见大小不等的分区,即胎盘小叶(图 21-5)。

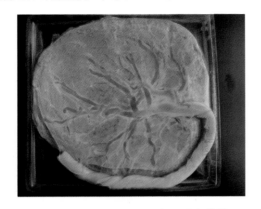

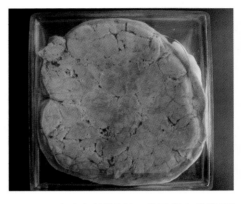

图 21-4　人胎盘胎儿面(天津医科大学供图)

Fig. 21-4　Fetus surface of the human placenta

图 21-5　人胎盘母体面(天津医科大学供图)

Fig. 21-5　Maternal surface of the human placenta

2. 材料与方法　人绒毛膜(早期胎盘),HE 染色。

低倍镜:绒毛膜板表面光滑、较厚,呈长条形。各种断面的绒毛位于绒毛膜板的外侧,绒毛之间是绒毛间隙。

(1)绒毛膜板:自内向外由羊膜上皮、结缔组织、细胞滋养层与合体滋养层构成。羊膜上皮为被覆于绒毛膜板内侧的单层扁平上皮。结缔组织较厚,位于羊膜上皮外侧,其中的细胞界限不清,细胞核呈椭圆形,染色较深;细胞质与基质均呈弱嗜酸性。结缔组织中可见仅有内皮细胞围成的血管,其中有分化成熟的血细胞和嗜碱性染色较深的原始血细胞。细胞滋养层为一层立方形细胞,细胞核圆,深染,位于细胞中央,细胞质清亮,细胞界限清晰。在某些部位细胞滋养层已经消失。合体滋养层为一层连续的弱嗜碱性细胞质,内有排列较均匀的圆形、深染的细胞核。

(2)绒毛:在切片上,少部分绒毛与绒毛膜板相连,大部分绒毛与绒毛膜板分离。其中较粗大的为绒毛干,较细的为游离绒毛,二者结构相同,由表及里依次为合体滋养层、细胞滋养层和结缔组织(图 21-6)。

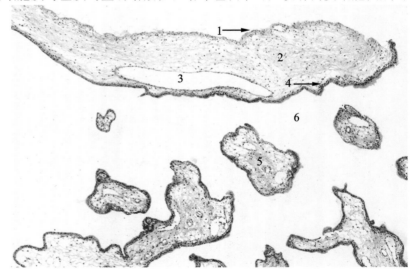

图 21-6　人绒毛膜(早期胎盘,HE,低倍镜)

1.羊膜上皮;2.结缔组织;3.血管;4.细胞滋养层与合体细胞滋养层;
5.绒毛;6.绒毛间隙

Fig. 21-6　Human chorion(early phase placenta, HE, low mag.)

1. amniotic epithelium；2. connective tissue；3. blood vessel；

4. cytotrophoblast and syncytiotrophoblast；5. villus；6. intervillus space

3. 材料与方法　　人胎盘（晚期），HE 染色。

肉眼观：胎盘的胎儿部（绒毛膜板）表面光滑、平坦，胎盘的母体部（底蜕膜）位于对侧，表面不平坦。

低倍镜：胎盘的胎儿部为绒毛膜板，对侧为胎盘的母体部，两者之间为绒毛。胎儿部由表及里为羊膜上皮、结缔组织和合体细胞滋养层（图 21-7）。

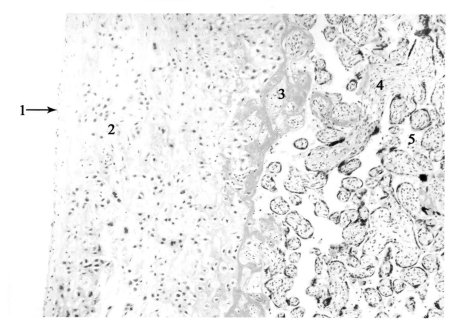

图 21-7　人胎盘胎儿面（HE，低倍镜）

1. 羊膜上皮；2. 结缔组织；3. 合体细胞滋养层；4. 绒毛；5. 绒毛间隙内母体血

Fig. 21-7　Fetus surface of human placenta（HE, low mag.）

1. aminiotic epitheliumn；2. connective tissue；3. syncytiotrophoblast；

4. villus；5. the maternal blood in intervillous space

高倍镜：羊膜为单层扁平上皮。结缔组织较厚，其中的细胞核呈扁椭圆形，较小，深染；细胞质与基质均呈弱嗜酸性。很多血管内含成熟的血细胞。Hofbauer 细胞呈圆形，轮廓清晰，细胞核大而圆，染色略浅，细胞质呈弱嗜碱性（Hofbauer 细胞的存在是鉴别胎儿结缔组织与母体蜕膜组织的重要依据）。合体细胞滋养层很薄，小而深染的细胞核密集排列成层。个别部位滋养层变性，细胞核消失，仅见嗜酸性染色的薄层均质状结构。

绒毛在切面上，少数绒毛干与绒毛膜板相连，其余的绒毛与绒毛膜板分离。绒毛干和游离绒毛均由合体细胞滋养层和结缔组织中轴构成。绒毛干表面的合体细胞滋养层变性比较显著，中轴内可见 Hofbauer 细胞。游离绒毛中轴内毛细血管较丰富。绒毛间隙内可见大量母体血细胞。

在切片上，底蜕膜形成的胎盘间隔与底蜕膜板分离，胎盘间隔和底蜕膜板表面的细胞滋养层壳已经变性，形成嗜酸性的薄层均质状结构。底蜕膜内可见少量散在的小而深染的细胞核与大量浅染的细胞间质成分，以及粗大的螺旋动脉与螺旋静脉（图 21-8）。

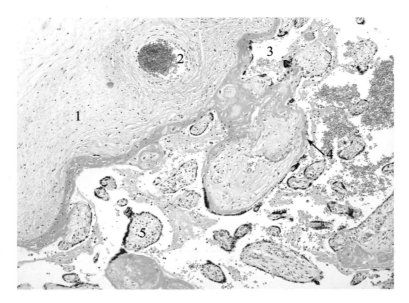

图 21-8　晚期人胎盘母体面(HE，低倍镜.)

1.基蜕膜；2.螺旋动脉；3.绒毛间隙母体血；4.细胞滋养层鞘；5.绒毛

Fig. 21-8　Maternal surface of human mature placenta(HE, low mag.)

1. decidua basalis；2. coiled artery；3. the maternal blood in intervillous space；

4. cytotrophoblast shell；5. villus

三、人胚早期发生模型观察

(一)卵裂和胚泡形成

受精后,合子迅速启动有丝分裂,受精卵的有丝分裂称卵裂,产生的子细胞称卵裂球。第 3 天,卵裂球形成12～16 个细胞,称桑葚胚。第 4天,卵裂球形成胚泡。胚泡中心为胚泡腔,腔内充满液体。胚泡壁为单层细胞,称滋养层,滋养层内面一侧有内细胞群,贴近内细胞群的滋养层称极端滋养层(图 21-9)。

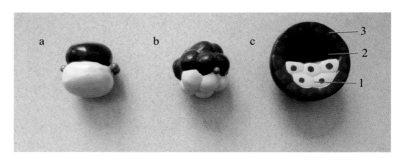

图 21-9　卵裂、胚泡形成(1 周人胚)(天津医科大学供图)

a.卵裂；b.桑葚胚；c.胚泡(1.内细胞群,2.胚泡腔,3.滋养层)

Fig. 21-9　Cleavage and the formation of blastocyst(1 week)

a. cleavage；b. morula；c. blastocyst(1. inner cell mass,

2. blastocyst cavity, 3. trophoblast)

(二)植入

受精卵一旦形成,便开始向子宫方向移行。同时进行卵裂。胚泡在子宫腔内形成,而后逐渐埋入子宫内膜,此过程称植入或着床,于受精后第 5～6 天开始,第 11～12 天完成,植入通常发生在子宫体或底部。在植入过程中,滋养层分化为合体滋养层和细胞滋养层。植入后的子宫内膜功能层称为蜕膜(图 21-10(a))。

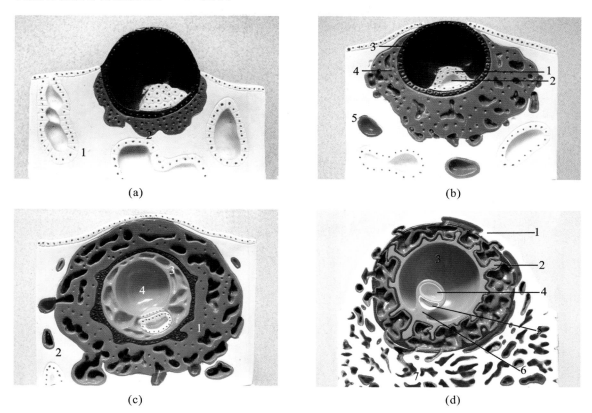

图 21-10 胚泡植入和两胚层形成(2 周人胚)(天津医科大学供图)

Fig. 21-10 Implantation and the formation of bilaminar germ disc(2 weeks)

(a) 1. 子宫内膜；2. 极端滋养层

(a) 1. endometrium；2. the polar trophoblast

(b) 1. 两胚层胚盘；2. 羊膜腔；3. 细胞滋养层；4. 合体细胞滋养层；5. 母体血管

(b) 1. bilaminar germ disc；2. amniotic cavity；3. cytotrophoblast；4. syncytiotrophoblast；5. maternal blood vessels

(c) 1. 初级绒毛；2. 子宫内膜；3. 胚外中胚层；4. 初级卵黄囊

(c) 1. primary chorionic villi；2. endometrium；3. extraembryonic mesoderm；4. primary yolk sac

(d) 1. 包蜕膜；2. 次级绒毛干；3. 胚外体腔；4. 卵黄囊；5. 羊膜腔；6. 体蒂；7. 基蜕膜

(d) 1. decidua capsularis；2. secondary villi；3. extraembryonic coelom；4. yolk sac；5. amniotic cavity；

6. connecting stalk；7. decidua basalis

(三)胚层的形成

1. 二胚层胚盘 在受精后第 2 周,内细胞群分化为上、下胚层,构成圆盘状二胚层胚盘(图 21-10(b)),是人体发生的原基。在上胚层与滋养层之间出现羊膜腔,由羊膜包绕。下胚层腹侧形成卵黄囊。胚泡腔内出现胚外中胚层和胚外体腔(图 21-10(c)),附着于滋养层内面和羊膜囊外面的为胚外体壁中胚层,覆盖在卵黄囊外表面的为胚外脏壁中胚层。胚外中胚层形成的体蒂参与形成脐带(图 21-10(d))。

2. 三胚层胚盘 第 3 周,在上胚层正中线形成原条和原结,继而出现原沟和原凹。原沟深部的细胞在上、下胚层之间扩展形成中胚层；上、下胚层改称为外、内胚层（图 21-11）。从原凹向头端增生迁移的细胞在内、外胚层之间形成脊索。在脊索的头侧和原条的尾侧各有一个无中胚层的小区，分别称为口咽膜和泄殖腔膜。

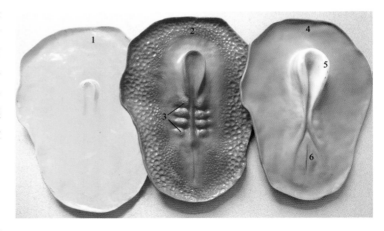

图 21-11　三胚层胚盘（3 周人胚）（天津医科大学供图）

1.内胚层；2.中胚层；3.轴旁中胚层；4.外胚层；5.神经褶；6.原条

Fig. 21-11　Trilaminar germ disc（3 weeks）

1. endoderm；2. mesoderm；3. paraxial mesoderm；4. ectoderm；
5. neural fold；6. primitive streak

（四）三胚层分化和胚体形成

1.外胚层分化　外胚层受脊索诱导形成神经板。神经板中央凹陷为神经沟，沟两侧边缘隆起称神经褶。神经褶在神经沟中段愈合，在头尾两端的开口分别称前神经孔和后神经孔（图 21-11），愈合后神经沟完全封闭为神经管（图 21-12）。神经板外侧缘的一些细胞迁移到神经管的左右背外侧，称神经嵴。神经管是中枢神经系统的原基，将分化为脑、脑室、脊髓和中央管。如果前、后神经孔未愈合，将导致无脑儿和脊髓脊柱裂畸形。

神经嵴是周围神经系统的原基，将分化为脑神经节、脊神经节、交感神经节、肾上腺髓质、神经内分泌细胞等结构。

表面外胚主要分化为皮肤的表皮及其附属器。

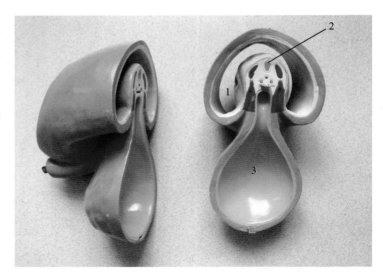

图 21-12　胚体横断（神经管）（天津医科大学供图）

1.羊膜腔；2.神经管；3.卵黄囊

Fig. 21-12　Transvers section of embryo（neural tube）

1. amniotic cavity；2. neural tube；3. yolk sac

2.中胚层分化　轴旁中胚层的体节形成脊柱、背侧皮肤真皮和骨骼肌原基。脊索退化在椎间盘内残留为髓核。间介中胚层分化为泌尿、生殖器官的原基。侧中胚层的体壁中胚分化为浆膜壁层、体壁骨骼和肌肉的原基。脏壁中胚层分化为浆膜脏层、内脏平滑肌和结缔组织的原基。胚内体腔分化为心包腔、胸膜腔和腹膜腔（图 21-13、图 21-14）。

3.内胚层的分化　内胚层形成原始消化管，是消化系统和呼吸系统的原基（图 21-13、图 21-14）。

4.胚体外形的形成　受精后第 2 周末，胚盘呈椭圆形盘状。上胚层和下胚层分别构成羊膜

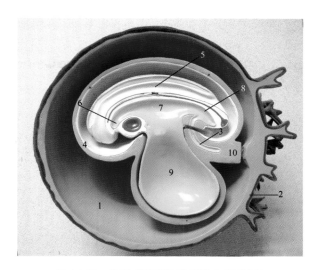

图 21-13　胚体纵断（天津医科大学供图）

1.胚外体腔；2.丛密绒毛膜；3.尿囊；4.羊膜；5.神经管；6.前肠；7.中肠；8.后肠；9.卵黄囊；10.体蒂

Fig. 21-13　Longitudinal section of embryo

1. extraembryonic coelom；2. villous chorion；3. allantois；4. amnion；5. neural tube；

6. foregut；7. midgut；8. hindgut；9. yolk sac；10. connecting stalk

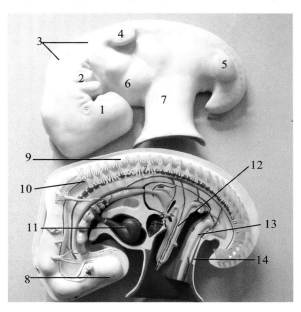

图 21-14　胚体纵向表面和剖面观（约 6 周人胚）（天津医科大学供图）

1.头端（可见眼泡和晶状体板）；2.鳃弓；3.体节；4.上肢芽；5.下肢芽；6.心隆起；7.原始脐带；8.脑泡；

9.脊髓；10.神经嵴和神经；11.原始心脏；12.中肠袢；13.脐尿管；14.脐血管

Fig. 21-14　Longitudinal section and surface of the embryo（approximately 6 weeks）

1. head of embryo（the optic vesicle and lens placode）；2. pharyngeal arches；3. somite；4. upper limb buds；

5. lower limb buds；6. cardiac bulge；7. primitive umbilical cord；8. brain vesicle；9. spinal cord；

10. nerves crest；11. primitive heart；12. midgut loop；13. urachus；14. umbilical vessels

腔的底、卵黄囊的顶。体蒂将胚连接至绒毛膜内,悬挂在胚外体腔(绒毛膜腔)中。随后,胚盘中轴相继出现原条、脊索和神经管结构,发育较快,因而胚盘向腹侧卷折,形成头褶、尾褶和侧褶。第 27 天,胚体为柱状。外胚层覆于体表,内胚层卷入体内。神经管前后神经孔闭合,头端出现鳃弓,胚体出现肢芽(图 21-14、图 21-15)。

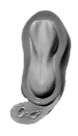 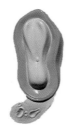 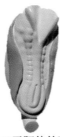 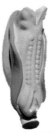 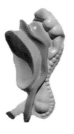 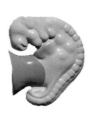

(a) 17天胚盘外形　(b) 18天胚盘外形　(c) 22天胚体外形　(d) 24天胚体外形　(e) 25天胚体外形　(f) 27天胚体外形

图 21-15　胚体外形变化(1)(天津医科大学供图)

Fig. 21-15　Changes of embryonic appearance(1)

第 30 天,胚体头端嗅泡和晶状体板形成,心隆起明显,胚体长约 6 mm,呈"C"形凸向羊膜腔。第 40 天,胚体头端各隆起逐渐形成颜面,腹侧可见粗大的原始脐带。第 56 天,胚体外表可见五官、四肢,初具人形(图 21-15、图 21-16)。

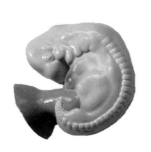 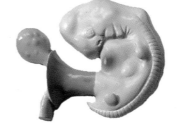 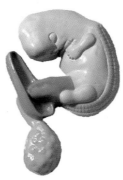

(a) 30天胚体外形　　　　　(b) 34天胚体外形　　　　　(c) 40天胚体外形

图 21-16　胚体外形变化(2)(天津医科大学供图)

Fig. 21-16　Changes of embryonic appearance(2)

(五)先天性畸形大体标本观察

1. 畸胎瘤　随着胚体发育,脊索向头端生长、增长,原条端为胚体的尾端,原条逐渐缩短消失。若原条细胞残留,在未来人体骶尾部可增殖分化,形成由多种组织构成的畸胎瘤(图21-17)。

2. 无脑儿　前神经孔在受精后第 25 天闭合。若前神经孔不闭合,将形成无脑儿。它是神经系统最常见的一种严重畸形,常伴有颅骨发育不全(图 21-18)。

3. 脊髓脊柱裂　后神经孔在受精后第 27 天闭合。若后神经孔不闭合,将形成脊髓脊柱裂(图 21-19)。中度的脊髓脊柱裂较常见,在患处形成一个大小不等的皮肤囊袋,包括脑(脊)膜膨出(图 21-20)和脊髓脊膜膨出。严重的表现为大范围的锥弓未发育,表面皮肤裂开,神经组织暴

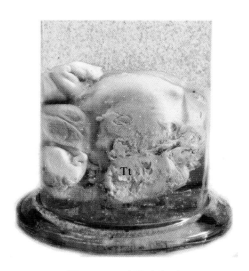

图 21-17　畸胎瘤(Tt)

Fig. 21-17　Teratoma(Tt)

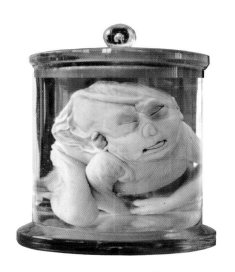

图 21-18　无脑儿

Fig. 21-18　Anencephaly

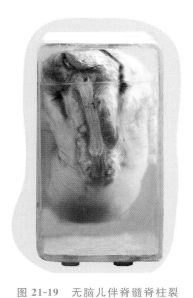

图 21-19　无脑儿伴脊髓脊柱裂

Fig. 21-19　Anencephaly with myeloschisis and rachischisis

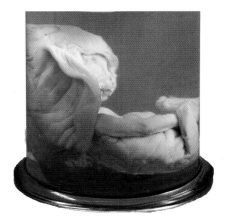

图 21-20　脑(脊)膜膨出

Fig. 21-20　Meningocele

露于外。

4. 联胎　在单卵孪生发生过程中,当一个胚盘出现两个原条分别发育为两个胚胎时,若原条靠得较近,胚胎形成时发生两个胚体的局部相连,又称连体双胎。对称型包括胸腹联体(图21-21、图21-22)、腹部联体、臀部联体、背部联体等。不对称型形成寄生胎或胎内胎。

（六）胎膜和胎盘模型观察

1. 胎膜　包括绒毛膜、羊膜、卵黄囊、尿囊和脐带。

（1）绒毛膜:由滋养层和衬于其内面的胚外中胚层组成。合体滋养层和细胞滋养层组成初

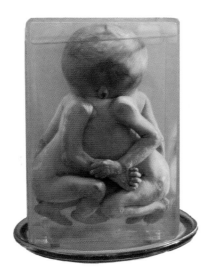

图 21-21　单头胸腹联体

Fig. 21-21　Monocephalic omphalo-thoracopagus twins

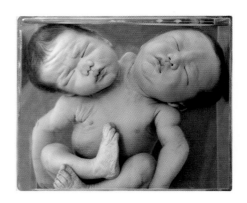

图 21-22　双头胸腹联体

Fig. 21-22　Bicephalic omphalo-thoracopagus twins

级绒毛干;胚外中胚层伸入中轴构成次级绒毛干。胚外中胚层形成的血管网伸入胚外中胚层形成三级绒毛干。包蜕膜的绒毛退化、消失,形成平滑绒毛膜。底蜕膜血供充足,绒毛生长茂密形成丛密绒毛膜,而后发育为胎盘的胎儿部,底蜕膜发育为母体部(图 23-23 至图 21-26)。

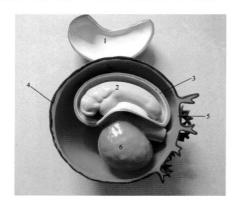

图 21-23　胎膜(1)(天津医科大学供图)

1.羊膜腔;2.胚体;3.羊膜;4.平滑绒毛膜;

5.丛密绒毛膜;6.卵黄囊

Fig. 21-23　Fetal membranes(1)

1. amniotic cavity; 2. embryo body; 3. amnion;

4. smooth chorion; 5. villous chorion; 6. yolk sac

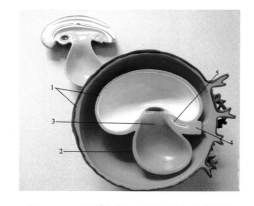

图 21-24　胎膜(2)(天津医科大学供图)

1.胚外中胚层壁层;2.胚外中胚层脏层;

3.卵黄管;4.体蒂;5.尿囊

Fig. 21-24　Fetal membranes(2)

1. extraembryonic somatopleuric mesoderm;

2. extraembryonic splanchnopleuric mesoderm;

3. yolk sac; 4. connecting stalk; 5. allantois

　　(2)羊膜:半透明薄膜,分泌和吸收羊水(图 21-23 至图 21-26)。

　　(3)卵黄囊:位于原始消化管腹侧。卵黄囊被包入脐带后,与原始消化管相连的卵黄蒂闭锁(图 21-23 至图 21-26)。

　　(4)尿囊:卵黄管的尾端向体蒂内伸出的一个盲管(图 21-24)。根部演化为膀胱的一部分,

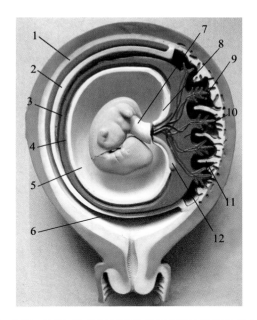

图 21-25　胚体、胎膜、胎盘与子宫的关系模型(天津医科大学供图)

1.壁蜕膜；2.包蜕膜；3.平滑绒毛膜；4.胚外体腔；5.羊膜腔；6.子宫腔；7.原始脐带；8.羊膜；
9.绒毛间隙；10.丛密绒毛膜；11.基蜕膜；12.尿囊(脐尿管)

Fig. 21-25　The relationship of the embryo and fetal membranes as well as uterus

1. decidua parietalis；2. decidua capsularis；3. smooth chorion；4. extraembryonic coelom；5. amniotic cavity；

6. uterine cavity；7. primitive umbilical cord；8 amnion；9. intervillous space；10. villous chorion；

11. decidua basalis；12. allantois(vitelline duct)

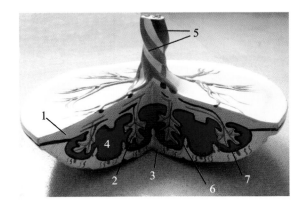

图 21-26　胎盘剖面(天津医科大学供图)

1.绒毛膜板；2.绒毛干；3.基蜕膜上；4.绒毛间隙；5.脐带血管；6.胎盘隔；7.细胞滋养层壳

Fig. 21-26　The side section of placenta

1. chorionic plate；2. villus stem；3. decidua basalis；4. intervillus space；

5. umbilical blood vessels；6. placental septum；7. cytotrophoblast shell

盲端演化为脐尿管，闭锁后成为脐中韧带。尿囊动、静脉演化为脐动、静脉。

（5）脐带：连于胚胎脐部与胎盘间，外覆羊膜，内含黏液性结缔组织、闭锁的卵黄囊和脐尿管、两条脐动脉和一条脐静脉。脐血管连接胚胎血管和胎盘绒毛血管(图 21-25、图 21-26)。

　　2.胎盘　由胎儿的丛密绒毛膜与母体的基蜕膜共同组成的圆盘形结构(图 21-4 至图 21-26)。其胎儿面为绒毛膜板,覆有羊膜和脐带;母体面为细胞滋养层壳和基蜕膜,中间为绒毛和绒毛间隙。基蜕膜发出的胎盘隔将胎盘分隔为 15～30 个胎盘小叶,每个小叶含 1～4 根绒毛干及其分支。子宫螺旋动脉与子宫静脉开口于绒毛间隙,绒毛浸于母体血液中(图 21-21 至图 21-26)。胎儿血与母体血在胎盘内进行物质交换所通过的结构,称胎盘膜或胎盘屏障。早期胎盘膜由合体滋养层、细胞滋养层和基膜、薄层绒毛结缔组织及毛细血管基膜和内皮组成。胚胎后期胎盘膜变薄,其中薄层绒毛结缔组织消失,细胞滋养层的基膜与毛细血管内皮的基膜融合,更有利于物质交换。

(梁玉　李树蕾)

第二十二章
颜面形成与消化、呼吸系统发生

一、实验目的

（1）通过观察模型掌握咽和咽囊的发生和演变；了解消化系统和呼吸系统主要器官的发生。

（2）掌握颜面发生过程的常见畸形。

（3）掌握消化系统和呼吸系统发生过程的常见畸形。

二、实验内容

（一）颜面发生

人类的颜面形成始于胚胎发育第 4～5 周，是胚体头端的额鼻突（1 个）、上颌突（左、右各 1 个）和下颌突（左、右各 1 个）5 个突起相互融合的结果。第 4 周末，鼻窝两侧的隆起分别为内侧鼻突和外侧鼻突，两侧的内侧鼻突和外侧鼻突分别向中线方向生长，内侧鼻突融合形成上唇正中部和人中，外侧鼻突形成鼻侧壁和鼻翼。额鼻突向唇方向生长，分别形成前额、鼻梁和鼻尖。左右上颌突分别与内侧鼻突、外侧鼻突融合形成上唇；上颌突与外侧鼻突融合后形成鼻泪管和颊。左、右下颌突在中线融合形成下唇（图 22-1）。若上颌隆起和同侧的内侧鼻隆起未愈合，则形成唇裂（图 22-2）。

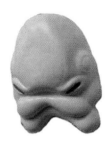 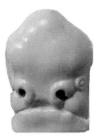 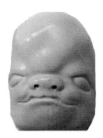 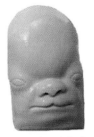

35天颜面发育　　36天颜面发育　　44天颜面发育　　50天颜面发育

图 22-1　颜面发育模型（天津医科大学供图）

Fig. 22-1　Model of the face development

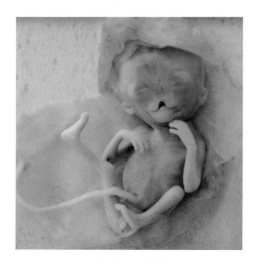

图 22-2　唇裂
Fig. 22-2　Cleft lip

（二）腭的发生

腭的发生是正中腭突（一个）和外侧腭突（左、右各一）相互融合的结果，从第 5 周开始，到第 12 周完成。若正中腭突和外侧腭突之间或外侧腭突之间不融合，则形成腭裂。

（三）消化系统和呼吸系统的发生

消化系统和呼吸系统有着相同的胚层来源，两个系统的大多数器官都由原始消化管分化而成。

1. 原始消化管的发生　人胚发育至第 3 周末，由于三胚层胚盘的卷折，使内胚层与脏壁中胚层卷入胚体内，形成一条纵行的管道，称为原始消化管。原始消化管的中段腹侧与卵黄囊通连，称为中肠；原始消化管的头段和尾段分别称为前肠和后肠。随着胚胎的发育，前肠分化为咽、食管、胃和十二指肠的上段，并且衍化出呼吸系统原基；中肠则分化为十二指肠中段至横结肠的右 2/3；后肠分化为横结肠的左 1/3 至肛管上段部分（图 22-3）。

2. 咽和咽囊的演变　观察 4～6 周人胚胎模型。前肠头端的扁千漏斗状膨大为原始咽（图 22-3），其两侧壁向外膨出形成 5 对咽囊。6 周时，第一对咽囊分化为咽鼓管和鼓室；第二对咽囊分化为腭扁桃体上皮和隐窝；第三对咽囊腹侧份形成胸腺原基；第三、四对咽囊背侧份形成甲状旁腺原基；第五对咽囊很小，形成后鳃体，分化为甲状腺滤泡旁细胞。原始咽腹面正中部分内胚层下陷为甲状舌管而分化为甲状腺（图 22-3）。

3. 食管和胃的发生　观察 4～8 周人胚胎模型。4 周时食管为短的直管状，6 周时已成细长管道（图 22-3）。食管的增长主要是由于颈部和胸部器官的发育。食管上段的横纹肌来自尾侧的鳃弓，平滑肌则来自于周围的脏壁中胚层。4 周时，胃呈梭形膨大（图 22-3），不久胃原基向背、腹侧方向扩大，背侧缘较腹侧缘生长速度快，形成胃大弯，胃大弯的头侧膨大为胃底，腹侧缘形成胃小弯。6 周时胃大弯在背侧，8 周时因胃以其长轴为轴进行 90 度的顺时针旋转，胃大弯转向左侧（图 22-5、图 22-6）。

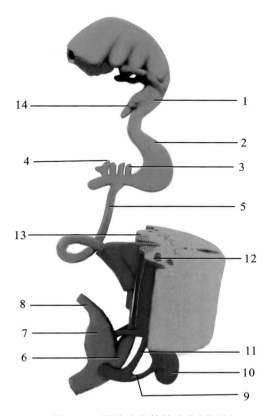

图 22-3　原始消化管的分化（模型）
1.食管；2.胃；3.胰芽；4.肝憩室；5.中肠；6.后肠；7.泄殖腔；8.尿囊；9.输尿管芽；10.后肾；
11.中肾管；12.中肾嵴；13.生殖腺嵴；14.肺芽

Fig. 22-3　Differentiation of primordial gut（Model）
1. esophagus；2. stomach；3. pancreatic bud；4. hepatic diverticulum；5. midgut；6. hindgut；
7. cloaca；8. allantois；9. ureteric bud；10. metanephros；11. mesonephric duct；
12. mesonephric ridge；13. gonadal ridge；14. lung bud

　　4. 肠的发生　观察第 5～10 周人胚胎模型，了解中肠的演变。5 周时，中肠已成"U"字形的中肠祥，中肠祥顶部与卵黄蒂相连，卵黄蒂的头侧为中肠祥的头支，尾侧为中肠祥的尾支（图22-6）。6 周时，由于中肠祥生长迅速，同时腹腔被迅速增大的肝和中肾所占据，中肠祥突入脐腔内，形成生理性脐疝。在脐带内，头支生长快，形成小肠（即空肠和回肠）；尾支出现一个囊状突起，称为盲肠突。盲肠突是盲肠和阑尾的原基，也是大肠和小肠的分界。脐带内肠祥围绕肠系膜上动脉呈逆时针方向旋转 90°，使肠祥的头支转向右侧，尾支转向左侧。第 10 周时，腹腔扩大，脐带内的肠管迅速返回腹腔。肠祥退回腹腔的同时再次发生逆时针旋转 180°，使头支转向肠系膜上动脉的左侧，尾支在肠系膜上动脉的右侧，盲肠刚形成时位于肝下方，之后下降至右髂窝，在其下降过程中，升结肠随之形成。原位于腹腔内的后肠被推向左侧，成为降结肠。

　　观察 4～7 周人胚胎模型，可见后肠末端膨大部分为泄殖腔，其腹侧与尿囊相通，尾端为泄殖腔膜。第 6 周时，间充质形成尿直肠隔，将泄殖腔分为腹侧的尿生殖窦和背侧的直肠两部分。泄殖腔膜也被分隔成腹侧的尿生殖膜和背侧的肛膜（图 23-2）。

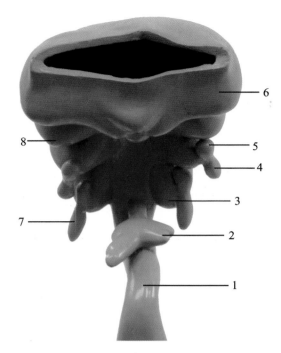

图 22-4　咽囊的发生和演变

1.食管；2.肺芽；3.后鳃体；4.胸腺；5.下甲状旁腺；6.第 1 对咽囊；7.上甲状旁腺；8.第 2 对咽囊

Fig. 22-4　Development and change of pharyngeal pouch

1. esophagus；2. lung bud；3. ultimobranchial body；4. thymus；5. parathyroid gland(inferior)；

6. pharyngeal pouch Ⅰ；7. parathyroid gland(superior)；8. pharyngeal pouch Ⅱ

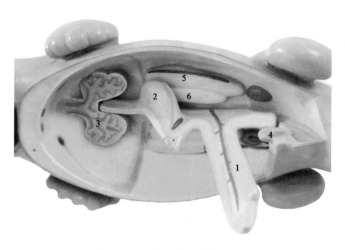

图 22-5　胃肠发生(模型Ⅰ)

1.中肠袢；2.胃；3.肺；4.尿囊；5.中肾嵴；6.生殖腺嵴

Fig. 22-5　Development of stomach and gut(model Ⅰ)

1. midgut loop；2. stomach；3. lung；4. allantois；5. mesonephric ridge；6. gonadal ridge

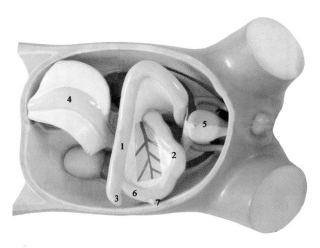

图 22-6　胃与肠的发生（模型Ⅱ）

1.结肠；2.空肠；3.盲肠突；4.胃；5.膀胱；6.回肠；7.卵黄蒂

Fig. 22-6　Development of stomach and gut（model Ⅱ）

1. colin；2. jejunum；3. caecum；4. stomach；5. urinary bladder；6. ileum；7. vitelline stalk

　　5.肝脏和胰腺的发生　观察 4～6 周人胚胎模型。前肠末端的内胚层向腹侧的突起为肝憩室（图 22-3）。第 4 周时，肝憩室生长迅速，进入横膈增大并分成头尾两支。头支较大，为肝原基，内胚层细胞增殖，形成纵横交错的肝细胞索。第 5 周时，肝脏充填于腹腔大部分，并分成左右两部分形成肝的左、右叶。尾支较小，将演变成胆囊和胆囊管。第 4 周时，从前肠末端的背腹两侧壁上，各突出一个内胚层芽，为胰腺的两个原基，分别称为背胰和腹胰（图 22-3）。第 6～7 周，由于十二指肠的旋转，使腹胰转向右侧，背胰转向左侧，以后腹胰移向背侧，与背胰合并为胰腺。

　　6.呼吸系统的发生　观察 4～8 周人胚胎模型。第 4 周时，原始咽的底部正中出现一个纵行浅沟，称为喉气管沟。此沟在咽的腹侧形成相应的嵴。喉气管沟逐渐变深，嵴在原始咽的腹侧扩大形成喉气管憩室（图 22-3 至图 22-5），它形成喉、气管、支气管和肺的原基。第 6 周时，喉气管憩室末端膨大分为左右肺芽。第 8 周时，可见左肺芽分为 2 支，右肺芽分为 3 支（图 22-5）。

（郝利铭　李树蕾）

第二十三章
泌尿、生殖系统的发生

一、实验目的

(1) 了解前肾、中肾发生过程。
(2) 熟悉后肾发生及泄殖腔的分隔。
(3) 熟悉生殖腺的发生和生殖管道的演变。
(4) 掌握泌尿系统和生殖系统发生的常见畸形。

二、实验内容

泌尿系统和生殖系统在发生上关系非常密切,它们的主要器官均由间介中胚层分化而来。第4周初,间介中胚层向腹侧移动,并与体节离断,在胚胎的两侧,间介中胚层形成纵向的细胞索,称为生肾索。生肾索的细胞增生,使体腔的背壁形成左右对称的纵向隆起,这个隆起称尿生殖嵴。尿生殖嵴形成不久,其中央部分出现一条纵沟,将其分为内、外两条并行的纵嵴,内侧份为生殖腺嵴,为生殖腺原基,外侧份为中肾嵴。

(一)泌尿系统的发生

1. 肾脏的发生

(1) 前肾:观察4~6周人胚胎模型,可见腹后壁两侧有一条纵形隆起突入腹腔,为尿生殖嵴。沿尿生殖嵴长轴有一条纵沟,沟的内侧部称为生殖腺嵴,外侧部为中肾嵴。4周时,在7~14体节平面,中肾嵴可见数条横行细胞索为前肾小管,其外侧端连接成一条纵管为前肾管(图23-1)。

(2) 中肾:在4~6周,前肾小管的尾侧有许多横行的中肾小管,中肾小管外侧与前肾管相通,此时前肾管改称为中肾管(图23-1)。中肾管末端通入泄殖腔。在胚体的纵断面上可见中肾小管形成肾小囊及血管球。

(3) 后肾:5周时,中肾管接近泄殖腔口处向背侧伸出一个盲管,称输尿管芽。输尿管芽周围的生后肾原基,包绕着输尿管芽,共同形成后肾(图23-2),即永久性肾脏。输尿管芽向后上方伸展形成输尿管,末端膨大为肾盂。以后此膨大再分支形成肾大盏和肾小盏,最后分支形成集合管。生后肾原基细胞延伸弯曲成"S"形小管,一端与集合小管盲端接通,另一端膨大凹陷为肾小囊。

2. 膀胱和尿道的发生
在第6周时,泄殖腔被尿直肠隔分为背侧的直肠和腹侧的尿生殖窦(图23-2)。第7周时,尿生殖窦上段分化成膀胱,其顶端与尿囊相连,中段在男性分化为尿道前

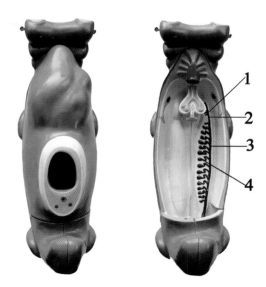

图 23-1 前肾和中肾(海南医学院供图)

1. 前肾小管；2. 前肾管；3. 中肾管；4. 中肾小管

Fig. 23-1 Pronephros and mesonephros

1. pronephric tubule；2. pronephric duct；3. mesonephric duct；4. mesonephric tubule

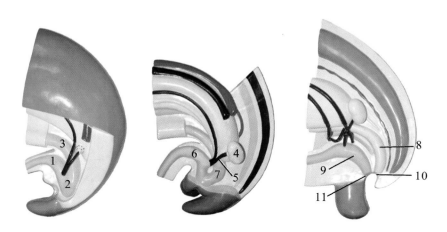

图 23-2 泄殖腔的分隔和膀胱的发育(海南医学院供图)

1. 尿囊；2. 泄殖腔；3. 后肠；4. 后肾；5. 输尿管芽；6. 原始尿生殖窦；7. 原始直肠；8. 肛直肠管；
9. 尿生殖窦；10. 肛膜；11. 尿生殖膜

Fig. 23-2 Separation of the cloaca and development of Urinary bladder

1. allantois；2. cloaca；3. hindgut；4. metanephros；5. ureteric bud；6. primordial urogenital sinus；

7. original rectum；8. anal rectum duct；9. urogenital sinus；10. anal membrane；11. urogenital membrane

列腺部及膜部，在女性则分化为尿道。在 12～14 周时，尿生殖窦下段在男性分化为尿道海绵体部的大部分，而在女性则扩大成为阴道前庭。

(二) 生殖系统的发生

1. 生殖腺的发生 第 5 周初，中肾嵴内侧的生殖腺嵴(图 21-5)表面上皮向深部间充质内增

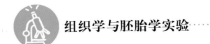

生,形成索条状的上皮细胞索,称初级性索(图 22-3)。此时,原始生殖细胞已沿后肠背系膜迁移到初级性索内。如向睾丸分化,表面上皮下方间充质形成白膜,深部的初级性索增殖、生长发育为睾丸索(曲细精管索),睾丸索再演化为生精小管和睾丸网。间充质分化为睾丸间质和间质细胞。如向卵巢分化,第 10 周后,初级性索退化,生殖腺嵴表面上皮继续增生、下陷形成次级性索。继而,次级性索再次被间充质分隔成许多孤立的细胞团,即原始卵泡,其中央为来自原始生殖细胞的卵原细胞。

2. 生殖管道的发生 第 5～6 周时,中肾外侧的体腔上皮增生后凹陷形成纵沟,其后合拢成管,称中肾旁管。观察中肾旁管向尾端延伸过程中,注意其与中肾管的位置变化:中肾旁管的上段行走于中肾管的外侧,两者互相平行;中段至中肾管的腹侧,然后到达中肾管的内侧;下端与对侧的中肾旁管合并,以盲端凸入尿生殖窦背侧,窦壁内胚层受其诱导形成膨大,称为窦结节。

第 7 周后,生殖管道开始向男女两性分化。在男性,中肾旁管退化,中肾管演变成输出小管、附睾管、输精管。残留的中肾管形成睾丸附件。在女性,中肾小管和中肾管退化消失,中肾旁管的上段和中段演变为输卵管,左右中肾旁管的下段融合为子宫。残留的中肾管及中肾小管形成卵巢冠及卵巢旁体。

(张彦慧)

第二十四章
心血管系统发生

一、实验目的

(1) 了解胚胎早期血液循环的建立。
(2) 了解心脏外形的形成,熟悉心脏内部的分隔。
(3) 掌握心脏发生的常见先天性畸形。

二、实验内容

心血管系统是胚胎时期最早形成和最早执行功能的系统,第3周末即开始了血液循环。人胚第3周开始,在卵黄囊、体蒂、绒毛膜的胚外中胚层中先后建立卵黄血管和脐血管,总称为胚外血管;继而在胚体内形成许多血管,总称为胚内血管。胚内与胚外血管相互沟通,形成原始心血管系统。随着胚胎发育和受许多发育中器官的影响,原始心血管系统的结构经过伸展与合并、退化与新生等改建过程形成成体心血管系统。早期对称发生在胚盘两侧的心管与血管也随着胚体的卷褶而移向腹面正中部位,成对的心管和血管多合并为单个。

(一)原始心血管系统发生

观察第19天及第22天人胚矢状剖面模型。第19天时,口咽膜头侧的生心区腹侧面有生心索,背侧有围心腔。第22天时,随着头褶的形成,生心区由头侧转到前肠腹侧。此时生心索位于围心腔背侧,生心索中出现腔隙,形成两条纵行心管。随着胚体的卷褶,左右心管融合成一条心管并依次出现心球、心室和心房3个膨大。第25～26天时,心管两端又出现动脉干和静脉窦。静脉窦位于心房尾侧,接受来自绒毛膜的脐静脉、来自卵黄囊的卵黄静脉和来自胚体的总主静脉的血液。此时,心管与胚外血管以及胚内的血管相互连接、相通,形成原始心血管系统中三个循环,即卵黄循环、脐循环和胚体循环。

(二)心脏外形的演变

观察第24、25天和第4～5周人胚胎心脏发生模型(图24-1)。在心管发育过程中,由于心球和心室比心管其他部分生长快,同时心管的生长速度比围心腔快,心室、心球向右、腹、尾侧弯曲,致使心球、心室之间发生"U"形弯曲,称球室袢。而心房和静脉窦逐渐脱离横膈,向左、背、头侧弯曲,致使心脏的外形呈"S"形弯曲。随着心管的继续生长,心房转向背侧,心室转向腹侧(图24-1)。静脉窦向两侧膨出,形成左右角。

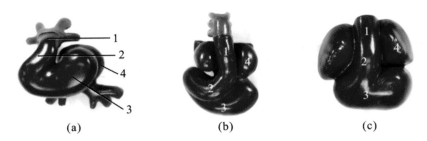

图 24-1　心脏外形的演变(腹面观模型)(海南医学院供图)

1.动脉干；2.心球；3.心室；4.心房

Fig. 24-1　The change of cardiac appearance(model of ventral view)

1. truncus arteriosus；2. bulbus cordis；3. ventricle；4. atrium

（三）心脏内部的分隔

观察第 4、5、7、8 周的心脏模型(图 24-2、图 24-3)。

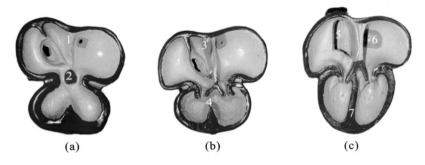

图 24-2　心房和心室的分隔(冠状剖面)(海南医学院供图)

1.第一房间隔(蓝色)；2.心内膜垫(红色)；3.第二房间隔(黄色)；

4.室间孔；5.右心房；6.左心房；7.肌性室间隔

Fig. 24-2　Separation of the atrium and ventricle(coronal section)

1. septum primum(blue)；2. endocardial cushion(red)；3. septum secundum(yellow)；4. interventricular foramen；

5. right atrium；6. left atrium；7. muscular interventricular septum

（1）房室管的分隔：房室管是心房和心室连接处的一个狭窄通道。在房室管的背侧壁和腹侧壁，由心内膜下组织增厚分别形成背、腹侧心内膜垫，两个心内膜垫彼此向相对方向生长，在第 5 周靠拢、愈合，将房室管分成左右房室管(图 24-2(a))。

（2）心房的分隔：第 4 周时，从心房的头端背侧正中线上长出一层薄的新月形膜，称为第一房间隔(图 24-2(a))。在第一房间隔向心内膜垫方向生长时，其下方游离缘与心内膜垫之间有一个孔，称为第一房间孔。随着第一房间孔逐渐变小，在第一房间隔的中央出现由几个小孔融合成的大孔，称为第二房间孔(图 24-3(a))。第一房间孔随之关闭。到第 5 周末在第一房间隔的右侧，从心房的头端腹侧壁上又发生一个镰状隔膜，称为第二房间隔(图 24-2(b))。第二房间隔也向心内膜垫方向生长，尾侧留下一个卵圆孔(图 24-3(c))。第一房间隔的上部逐渐消失，剩余部分成为卵圆孔瓣。第一、第二房间隔的形成将心房分隔成左心房和右心房(图 24-2(c))。

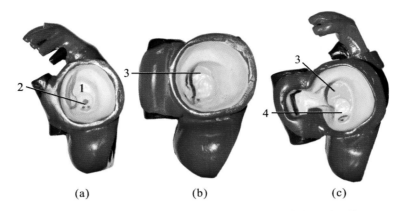

图 24-3 心房和心室的分隔(右心房侧面观)(海南医学院供图)
1.第一房间隔；2.第二房间孔；3.第二房间隔(黄色)；4.卵圆孔瓣膜

Fig. 24-3 Partitioning of the atrium and ventricle(right atrium side view)
1. septum primum；2. foramen secundum；3. septum secundum(yellow)；4. foramen ovale valvular

（3）心室的分隔：第 4 周末，在心室底壁的心尖处出现一个半月形肌性隔膜，称为肌性室间隔。肌性室间隔向心内膜垫方向生长，其游离缘和心内膜垫之间有一个半月形的孔，称为室间孔(图 24-2(b))。到第 7 周末，室间孔由来自三方面的心内膜下组织愈合而闭锁，即左、右心球嵴和心内膜垫，形成一个膜性室间隔(图 24-2(c))。

（4）心球与动脉干的分隔和演变：第 5 周，心球和动脉干内出现两条由心内膜下组织增厚而成的嵴，这两条嵴相对纵行生长，并逐渐互相愈合，形成一条螺旋状的主动脉肺动脉隔(图 24-4)，将心球和动脉干分隔成肺动脉干和升主动脉。它们相互缠绕。胚胎继续发育，心球逐渐合并到心室中，肺动脉与右心室相通，主动脉则与左心室相通。

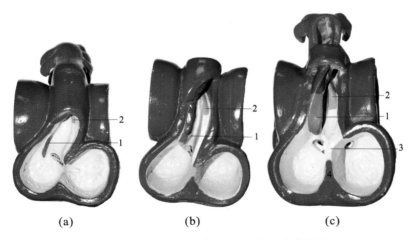

图 24-4 心球和动脉干的分隔(海南医学院供图)
1.右球嵴；2.左球嵴；3.膜性室间隔；4.肌性室间隔

Fig. 24-4 Separation of bulbus cordis and truncus arteriosus
1. right bulbar ridge；2. left bulbar ridge；3. membranous interventricular septum；
4. muscular interventricular septum

（5）静脉窦的演变：静脉窦位于心房的尾端的背侧面，分左右两个角，各与同侧的总主静脉、脐静脉和卵黄静脉连通。由于胚胎时期大量血液流入右角，右角逐渐变大，窦房口移向右侧；而左侧则萎缩变小，其远端成为左房斜静脉的根部，近端成为冠状部（图24-5）。

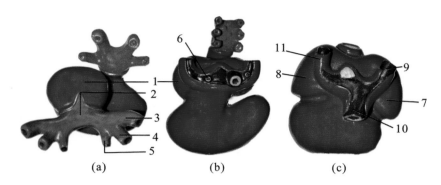

（a） （b） （c）

图 24-5　原始心房和静脉窦的演变（背面观）（海南医学院供图）

1.原始心房；2.静脉窦；3.总主静脉；4.脐静脉；5.卵黄静脉；6.冠状窦；7.右心房；8.左心房；

9.上腔静脉；10.下腔静脉；11.左房斜静脉

Fig. 24-5　The change of primitive atrium and vein sinus（the dorsal view）

1. primitive atrium；2. vein sinus；3. common cardinal vein；4. umbilical vein；5. vitelline vein；6. coronary sinus；

7. right atrium；8. left atrium；9. superior vena cava；10. inferior vena cava；11. oblique vein of left atrium

（四）常见先天性心脏畸形

1.房间隔缺损　多为卵圆孔未闭所致，原因：①卵圆孔瓣上出现许多穿孔；②卵圆孔瓣太小，不能完全遮盖卵圆孔；③卵圆孔过大；④卵圆孔过大伴卵圆孔瓣太小（图24-6（b））。

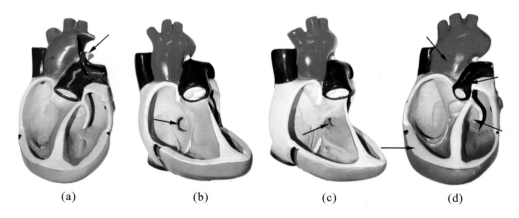

（a） （b） （c） （d）

图 24-6　常见先天性畸形（模型）（海南医学院供图）

A.动脉导管未闭；B.房间隔缺损；C.室间隔缺损；D.法洛四联症

Fig. 24-6　Common Congenital Malformations（Model）

A. patent ductus arteriosus；B. atrial septal defect；C. ventricular septal defect；D. tetralogy of fallot

2.室间隔缺损　膜性室间隔缺损较常见，多由于心内膜垫的心内膜下组织增生和延伸不良，不能与主动脉肺动脉隔及肌性室间隔愈合所致（图24-6（c））。

3. 动脉干与心球分隔异常

（1）大动脉移位：由于所形成的主动脉肺动脉隔为平直的、而非螺旋状的隔板，以致主动脉由右心室发出，肺动脉则由左心室发出。

（2）主动脉或肺动脉狭窄：由于主动脉肺动脉隔的发生部位偏向一侧，造成主动脉和肺动脉的不均等分隔。

4. 法洛四联症　包括肺动脉狭窄、室间隔缺损、主动脉骑跨和右心室肥大。由于主动脉肺动脉隔向前偏移，致使肺动脉狭窄和室间隔膜部缺损，粗大的主动脉向右侧偏移而骑跨在室间隔缺损处，肺动脉狭窄造成右心室代偿性肥大（图 24-6(d)）。

5. 动脉导管未闭　可能是由于动脉导管过于粗大或出生后动脉导管的平滑肌未能收缩，致使肺动脉和主动脉保持相通状态（图 24-6(a)）。

（张彦慧）

第二篇　综合性实验

第二十五章
石蜡切片、HE 染色标本制备

【实验目的】

石蜡切片、HE 染色是医学研究和临床实践中最基本技术，是医学生必须学会的基本技能。通过制备石蜡切片和 HE 染色，掌握制备组织切片标本和染色的基本方法和操作。

【实验原理】

石蜡切片标本制作包括取材、固定、脱水、包埋、切片等一系列过程。最终是以石蜡代替组织内的水分，组织被包埋在石蜡块中，使其具有与石蜡相同的硬度，以便于切片。对于各种器官的一般组织学观察，最常用的染色方法是苏木精-伊红染色（Hematoxylin & Eosin staining），简称 HE 染色。其基本原理是：苏木精为碱性染料，它主要使细胞核内染色质与细胞质内的核糖体染成紫蓝色。伊红是酸性染料，主要使细胞质和细胞外基质中的成分染成粉红色。易被碱性或酸性染料着色的性质分别称为嗜碱性和嗜酸性。

【仪器与试剂】

乙醚、10％福尔马林溶液、酒精、二甲苯、石蜡、苏木精、伊红、中性树胶、黏附剂。旋转切片机、毛笔、染色缸、载玻片、盖玻片、烤箱、恒温箱、天平、酸度计、定时钟、解剖器械和普通光学显微镜。

苏木精染液配制（Harris 苏木精染色法）：

10％苏木精（95％或无水酒精）溶液	10 mL
10％钾矾水溶液	200 mL

先将钾矾用水溶解，然后将溶解的苏木精酒精溶液倒入，继续加热煮沸 1 min，停火后缓慢加入氧化汞 0.5 g，再加热煮沸 1 min，速将三角烧杯放入冷水内冷却，欲使细胞核着色加强，可再加冰醋酸 6～10 mL。

0.5％伊红染液（用蒸馏水配制）。

【实验步骤】

用于组织化学、免疫组织化学的石蜡切片标本制备与常规 HE 染色的制片过程基本相同，下面以 HE 染色的石蜡切片为例叙述其步骤。

1. 取材　将乙醚或氯仿棉球与小鼠同时密封于玻璃容器内，待小鼠完全麻醉后取出脱臼处死，迅速解剖小鼠，取下所需组织，投入预先准备好的固定液中。取材时，需先熟悉动物脏器的解剖关系，取材部位要准确，直接选取病变部位或所需部位，且动作要快而轻，时间过长或机械损伤组织,均会影响组织切片的染色效果及改变组织细胞的正常形态。放入固定液前,一般可用生理盐水洗去多余的血液或肠管中的内容物等。

2. 固定　取出的组织块一般用 10％福尔马林溶液固定 24～48 h。固定方式因实验目的不同而异,如在某些实验中需灌流固定。固定效果的好坏直接影响组织的染色情况,因此,要注意固定的时间、温度等条件。固定时间的长短可因组织大小和结构性状不同而改变。

3. 固定后修块　固定中的组织,因在取材过程中,组织柔软造成切口组织边缘的损伤或不平整,故在固定过程中需进一步修整,即修块。修整后重新放入固定液中继续固定。

4. 包埋　固定好的组织最终要入石蜡包埋,而石蜡与水不相溶,故需脱去组织中的水分。常用梯度酒精溶液作为脱水剂。脱去水分后组织中的酒精仍与石蜡不相溶,故还需使用透明剂二甲苯置换酒精。

(1)脱水:用梯度酒精脱水,脱水时间的长短与组织块大小、结构有关。一般过程为:70％、80％酒精可以长期保存组织;90％酒精脱水 4 h,95％酒精 4 h,100％酒精 Ⅰ 2 h,100％酒精 Ⅱ 2 h。

(2)透明:常用二甲苯置换组织中的酒精,其时间长短与组织大小、结构有关。一般过程:二甲苯 Ⅰ 浸泡 10 min,二甲苯 Ⅱ 浸泡 30 min(操作者可灵活掌握此步骤的时间)。脱水和透明一定要充分,如不充分,不利于浸蜡,易使石蜡与组织之间形成夹层,给切片造成困难。脱水和透明的时间也不能过长,过长会使组织变得过硬,不便于浸蜡,且易引起切片时的脆裂。

(3)浸蜡:经透明的组织要入熔融的石蜡中浸透,一般需经三次,浸蜡前,准备好熔蜡杯,放入熔蜡箱,熔蜡待用。一般准备四杯。第一杯浸入二甲苯-石蜡(1:1),30 min;第二、三杯熔蜡各 1 h;第四杯熔蜡 30 min,然后用此杯熔蜡包埋。较理想的浸蜡温度是石蜡刚熔化的温度。

(4)包埋:包埋时,先把熔蜡倒入包埋器中,在蜡还未冷却凝固时,迅速置入浸透石蜡的组织块。置入前要分清组织的各个面,将所需断面朝下。包埋有腔的组织时,需平放或立放,以获得所需断面。

(5)修块:石蜡凝固后,组织便包封在石蜡内,这时需把包有组织的蜡块修成一定形状以便切片。可在适当的地方作上标记,便于日后辨认。修块时,组织周围留有约 2 mm 石蜡边。不能把蜡边与组织边靠得太近也不能太远,近则不易连片,远则废刀。并且要把各个面修平整,以便于连续切片。

5. 切片　修好的蜡块装在切片机上,即可进行连续切片。切片刀对组织的倾角以 10° 为宜。一般组织切片的厚度在 5～7 μm,可根据染色需要切成不同厚度,一般不超过 20 μm。将蜡带光泽面向下铺于 40～45 ℃温水上,待蜡片伸展平整后,即可用长镊轻轻分离每一蜡片,再将涂抹蛋白-甘油的载玻片伸入水中,从蜡片下面捞起,用细针调整蜡片在载玻片上的位置。

6. HE 染色

(1)烤片:烤片的目的是将带有蜡的组织切片牢固地粘在载玻片上,以至于在染色过程中不使切片脱落。切片在 56～60 ℃的恒温箱中至少放置 1 h 才能达到此目的,用于 HE 染色的切片可在 60 ℃温箱中过夜。

(2)脱蜡:为适于水溶性染色剂染色,必须去掉组织中的石蜡。用二甲苯脱蜡过程:二甲苯 Ⅰ 浸泡 15 min;二甲苯 Ⅱ 浸泡 15 min。

(3)梯度酒精水化:因为二甲苯与水不相溶,而酒精分别与水及二甲苯相溶,故使用下行梯度酒精使组织水化。100％酒精 Ⅰ 浸泡 10 min→100％酒精 Ⅱ 浸泡 10 min→95％酒精浸泡 5

min→90％酒精浸泡 5 min→80％酒精浸泡 5 min→70％酒精浸泡 5 min。

（4）水洗：把组织片放入自来水中浸泡 5 min，使组织充分水化，并可洗去多余的酒精。

（5）苏木精染色：苏木精是水溶性染料，水化后的组织片直接放入苏木精染液中 3～5 min，以使细胞核着色。

（6）水洗：组织片直接放入自来水中，一则可以洗去多余的苏木精染液，二则可以加强苏木精的着色程度，因为苏木精是碱性染料，而自来水为弱碱性。将切片在显微镜下观察细胞核着色程度，如果细胞质和细胞核仍不能区分，或细胞质着色，需把切片放入 1％盐酸酒精中分化数秒，再水洗进行观察，直至分化合适为止。分化后的切片再放入蒸馏水中 5～10 min。

（7）伊红染色：组织片直接放入伊红染液中 10 min 左右，使细胞质着色。然后先用自来水洗去多余的染液，再换蒸馏水洗净。

（8）分色：以 95％酒精对伊红分色，至胞浆、结缔组织等呈桃红色。分色时间要短，因为伊红易脱色。

（9）上行梯度酒精脱水：70％酒精脱水片刻→80％酒精脱水片刻→90％酒精脱水 5 min→95％酒精脱水 10 min→100％酒精Ⅰ、Ⅱ各脱水 10 min。

（10）透明：将组织片中的酒精用二甲苯置换出来。二甲苯Ⅰ、Ⅱ各浸泡 10 min。透明时间一定要充足，确保酒精完全被置换出来，使组织片清澈透明。

（11）封片：透明后的组织片，用绸布擦去多余的二甲苯，直接滴加中性树胶，压上盖玻片，即可镜检。注意：滴加树胶要快，以免组织干燥影响观察效果；树胶不必太多，盖住组织即可；压盖玻片时，用镊子夹住盖玻片使其一端先接触树胶，再轻轻盖好，以防止出现气泡。

【实验结果与分析】

细胞核染成紫蓝色，细胞质以及细胞外的胶原纤维等成分染成淡粉红色或淡红色，红蓝对比鲜明。若苏木精染色过深，则细胞质和胶原纤维等成分也显蓝色。若苏木精染色过淡，则细胞核略带红色，对比不鲜明。

（周莉）

第二十六章

肥大细胞形态观察与巨噬细胞吞噬实验

【实验目的】

通过该实验进一步加深对结缔组织中肥大细胞和巨噬细胞功能的理解,并学会制作组织铺片。

【实验原理】

肥大细胞胞质中充满粗大的嗜碱性颗粒,颗粒中含有组胺、肝素和嗜酸性粒细胞趋化因子等生物活性物质。这些物质能与中性红、美蓝、甲苯胺蓝等染料结合,使肥大细胞胞质中的水溶性、异染颗粒显示出来(被染组织显示与染料本身颜色不同的性质,称异染性)。

巨噬细胞作为单核吞噬细胞系统的主要细胞具有活跃的吞噬功能。向实验动物腹腔注射活体染料(台盼蓝),以激活巨噬细胞吞噬活性,在普通光学显微镜下可以观察到吞噬了染料的巨噬细胞。

【器材与试剂】

1. 实验动物　小白鼠(雌性或雄性,体重 20～22 g)。

2. 实验器材　注射器、天平、烧杯、分离针、镊子、剪刀、手术刀、蜡盘、染色缸、载物片、盖玻片等。

3. 实验试剂　0.5％台盼蓝生理盐水溶液、苏木精染液、0.5％伊红染液(配制方法见第二十五章)、甲苯胺蓝染液、生理盐水、无水酒精、二甲苯、10％福尔马林溶液、中性树胶。

配制甲苯胺蓝染液:苯胺油 2 mL 倒入蒸馏水 50 mL,加热煮沸,混匀冷却(至 40～50 ℃)放入甲苯胺蓝 1 g,待溶后加无水酒精 50 mL,半小时后即可使用。

【实验步骤】

1. 腹腔注射与制作小鼠肠系膜铺片

(1) 小鼠腹腔注射 0.5～1 mL/20 g 体重的 0.5％台盼蓝生理盐水溶液,每隔一天注射一次,至耳部和尾部皮肤颜色呈蓝色为止,具体操作如下:左手持小白鼠,将腹部朝上,头部下倾,右手持注射器在下腹左侧或右侧(避开膀胱或肝脏)向头端穿刺,针头与皮肤呈 45°刺入腹腔(有落空感)注入药液(图 26-1(a))。注意针头切忌刺入过深或过于靠上,否则会损伤肝脏。

(2) 制作小鼠肠系膜铺片:麻醉后脱臼处死小白鼠,腹部朝上,分别将肢端以大头针固定在蜡盘上;打开腹腔暴露肠管,于肠管间轻轻拉出肠系膜(图 26-1(d)、图 26-1(e)),剪切 2 mm² 置于载物片中央;用分离针轻轻铺展,完成肠系膜铺片。

2. 染色　全部样品分为两组,一组显示巨噬细胞,另一组显示肥大细胞。

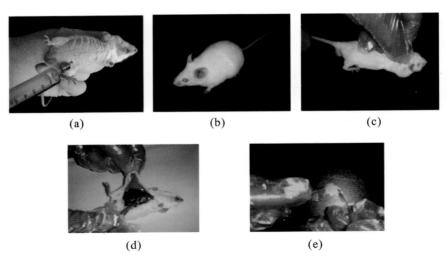

图 26-1 实验操作过程

（1）巨噬细胞染色：肠系膜铺片置于 10％中性福尔马林液固定 0.5～1 h；固定后经 100％、95％、90％、80％、70％酒精入水；苏木精-伊红常规染色（详见第二十五章）；铺片再经 70％、80％、90％、95％、100％酒精脱水；二甲苯透明；树胶封片。

（2）甲苯胺蓝染色显示肥大细胞：铺片不固定，直接入甲苯胺蓝染液 10～15 min；流水略冲洗，去除多余染料，用滤纸吸干；用石炭酸-二甲苯（1∶3 或 1∶4）脱水并透明 1～2 min，滤纸吸干；入二甲苯换洗 2～3 次，至完全透明后用中性树脂封片。

3. 普通光学显微镜观察

【实验结果及结果分析】

低倍镜下选取肠系膜铺片薄厚均匀的视野，再换用高倍镜仔细观察肥大细胞或巨噬细胞。前者细胞质内颗粒呈紫红色，细胞核呈淡蓝色或无色；后者粉染的带状结构为胶原纤维，巨噬细胞核为蓝紫色，细胞浆内可见大量蓝色颗粒，即巨噬细胞吞噬的台盼蓝染料（图 26-2）。

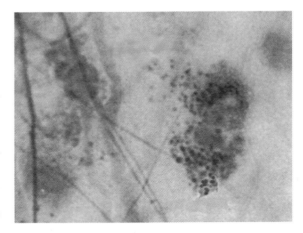

图 26-2 实验结果

结果分析提示：肥大细胞在何种情况下脱颗粒？致敏的原因是什么？巨噬细胞吞噬功能的结构基础是什么？吞噬之后细胞内部发生了哪些变化？该实验操作过程应注意哪些细节？

（梁玉）

第二十七章
淋巴细胞体外培养实验

　　细胞培养技术,即把人体或动物的活组织、活细胞在体外适宜条件下(无菌、一定温度、合适pH 值及营养等)培养成活,应用显微镜或显微摄像系统观察组织或细胞的活动,或者通过给予各种不同条件,研究它们对细胞分裂、分化、结构和功能的影响。除应用一般显微镜观察细胞的生活状态和运动以外,还可以应用相差显微镜观察生活细胞的内部结构,或者利用倒置显微镜观察培养瓶内的生活细胞状态。细胞培养技术是现代医学研究的一项最基本的实验技术,几乎所有的实验室均与细胞培养有关。因此,了解细胞培养技术是非常必要的。

　　小鼠脾脏中除红细胞外,大部分是淋巴细胞,许多与免疫有关的实验均采用淋巴细胞作为材料,因此,淋巴细胞培养是学习细胞培养技术既简单又实用的好方法。

　　【实验目的】

　　通过淋巴细胞培养熟悉细胞培养技术的基本操作。

　　【实验原理】

　　小鼠脾脏单细胞悬液含有大量淋巴细胞,其中 B 淋巴细胞占 70%,T 淋巴细胞占 30%。这些细胞几乎均处于 G_1 期/G_0 期,一般情况下不再分裂。若在培养液中加入植物凝血素,如刀豆蛋白 A(ConA)或细菌内毒素脂多糖(LPS),B 细胞或 T 细胞受刺激转化为淋巴母细胞,随后开始有丝分裂,再经过短期培养,则可获得大量有丝分裂期细胞。本方法已广泛应用于基础医学和临床医学研究。

　　【仪器、器材与试剂】

　　1.仪器　二氧化碳培养箱、温箱、恒温水浴箱、倒置相差显微镜、普通光学显微镜、超净工作台、离心机、天平、冰箱、高压灭菌锅、灭菌滤器及抽滤瓶、真空泵、血细胞计数器、定时器。

　　2.器材　培养板或培养瓶、培养皿、吸管、可调式加样器(各种规格)、试管和离心管、烧杯、量筒、储液瓶、清洁液缸、各种规格毛刷、各种规格的吸头、剪刀和镊子、试管架、吸管筒、包装纸、酒精灯、记号笔。

　　3.试剂

　　(1) 合成培养基:本实验常用 IMDM 培养基,其他还有 DMEM、RPMI-1640、F12 等,基本成分是各种氨基酸、多种维生素、无机盐、葡萄糖、缓冲液和酸碱指示剂。也可根据需要选用不同的培养基,大部分培养基均需过滤除菌,分装后 4 ℃保存备用。

　　(2) 牛血清:有胎牛血清和小牛血清之分。本实验使用后者即可,血清内含有各种营养物质和生长因子。选择质量好的血清,于 56 ℃水浴中放置 30 min,以灭活补体,过滤除菌,小瓶分装,-20 ℃保存备用。

　　(3) 细胞培养用水:细胞培养最好用盛在洁净玻璃和石英器皿中的三次蒸馏水(简称三蒸

水）。

（4）抗生素：一般均需加入一定量的抗生素，最常用的是青霉素、链霉素，常常两者同时加入，使终浓度分别为 100 U/mL 和 100 μg/mL。

（5）消化液：胰蛋白酶是酶消化法制备单细胞悬液的最常用酶，一般用平衡盐溶液配制酶溶液，使终浓度为 0.25%，室温或 37 ℃消化组织碎块约 15 min，胰酶处理后加入含有血清的培养液即可终止消化作用。由于本实验采用机械消化法，无需配制消化液。

（6）平衡盐溶液：常见平衡盐溶液组成如表 27-1 所示。

表 27-1　常见平衡盐溶液组成　　　　　　　　　　　　单位:g/L

	PBS	Hank's 液	D-Hank's 液
NaCl	8.00	8.00	8.00
KCl	0.20	0.40	0.40
$CaCl_2$		0.14	
$MgSO_4 \cdot 7H_2O$		0.20	
$Na_2HPO_4 \cdot H_2O$	1.56	0.06	0.06
KH_2PO_4	0.20	0.06	0.06
$NaHCO_3$		0.35	0.35
葡萄糖		1.00	
酚红		0.02	0.02

注:PBS 表示磷酸盐缓冲液(phosphate buffer saline)。

（7）刀豆蛋白 A(ConA)：由于不同厂家的产品存在纯度和质量的差异，在正式实验前需要摸索合适的浓度。

（8）脂多糖(LPS)：由于不同厂家的产品存在纯度和质量的差异，在正式实验前需要摸索合适的浓度。

【培养器材的处理与准备】

培养用的培养瓶、培养皿、离心管、吸管及培养板等都需要进行严格的洗涤和灭菌方可使用。

1. 玻璃器皿的处理

（1）洗刷：玻璃器皿用洗涤剂水浸泡后，用毛刷仔细刷洗或用超声清洗器洗，然后用流水冲至无洗涤剂残留即可。

（2）清洁液浸泡：用硫酸和重铬酸盐配制的清洁液浸泡 1～2 天，然后最好用流水冲洗或反复冲洗至少 5 次，再用一蒸水冲洗 3 次，三蒸水冲洗 3 次，烘干放置备用。

（3）包装及高压灭菌：吸管、培养瓶等均需包装后高压灭菌。

2. 橡胶制品的处理　胶塞、胶帽等橡胶制品，可先用洗涤剂在超声清洗器中洗涤后再用流水冲洗，直至无洗涤剂残留即可用一蒸水冲洗 2 次，三蒸水再冲洗 2 次，烘干、高压灭菌后使用。

（三）细胞培养的基本要领和要求

1. 无菌操作

（1）培养前准备：对每次培养所需物品和所需时间要计划合理，做好充分准备，安排实验程序。

（2）超净台的消毒：紫外线消毒 30 min。

（3）洗手、着装：穿好手术衣帽，戴口罩，然后洗手，程序与术前洗手相同。操作时避免交谈，以防呼吸气流造成污染。

（4）火焰消毒：在操作过程中安装吸管帽、开启和封闭瓶口等时，均需在酒精灯附近进行。

2. 取材　根据不同需要，组织可来自动物和人体，取材后最好立即培养。如不能培养时，可将组织放入培养液中于 4 ℃保存，存放时间不超过 24 h。

3. 组织分离　取到组织后先用平衡盐溶液洗去血污，然后用眼科剪将组织剪成小块，体积为 0.5～1 mm³，用机械分离法或酶消化法制成单细胞悬液。

4. 细胞计数　经上述方法得到的细胞悬液需计数和检查其活力，然后进行培养。

（1）活体染色：常用 0.4％台盼蓝溶液染色后，死细胞染成均匀蓝色，活细胞不着色。

（2）细胞计数：用血细胞计数板计数。根据细胞数做一定稀释，并加一定量台盼蓝染色液后滴于计数板上，镜下观察并计数，压线者只计上线和左线的细胞，然后根据下列公式计算出细胞浓度：

$$细胞数 = \frac{四大格细胞总数}{4} \times 10^4 \times 稀释倍数$$

5. 接种培养　将细胞接种到培养瓶或培养板内，接种数量要适度，一般接种量在$(1～10) \times 10^5$ 个/mL 培养液的范围内。

【实验步骤】

（1）麻醉后脱臼处死小白鼠，放入 70％酒精溶液中消毒，进入超净工作台。

（2）无菌下剪开腹壁，即看到腹膜下脾脏。取出脾脏立即放入 Hank's 液中冲洗，冲洗后放到小培养皿中。剪掉其表面的结缔组织，把脾脏剪成 2～3 mm 小块，放到毛玻璃载玻片上研磨。脾中结缔组织贴在载玻片上，脾细胞被 Hank's 液冲入培养皿中，制得脾细胞悬液。

（3）为把细胞悬液中细胞外成分去除，将悬液经细网过滤到 10 mL 离心管中，离心（1000 r/min）6 min。

（4）弃上清液，加入 10 mL IMDM 液，混合均匀。

（5）细胞计数（为计数准确，可从 10 mL 细胞悬液中取出 0.1 mL，加 0.9 mL 3％冰醋酸溶液，可使红细胞破裂）。

（6）把细胞浓度稀释到 5×10^6 个/mL，接种于培养板或培养瓶后，加入适量 IMDM 培养液（其中含有 15％小牛血清，青霉素 100 U/ mL，链霉素 100 μg/ mL，25 μg/mL LPS 或 5 μg /mL ConA）。

（7）将培养板或培养瓶置于 37 ℃、5％CO₂ 和饱和湿度的温箱内进行培养。

（8）3～4 天换液一次，每天在倒置相差显微镜下观察细胞生长情况，并做记录。

【实验观察】

在培养第三天时，可见细胞变大、细胞浆扩大、出现空泡、核仁明显、染色质疏松、淋巴细胞转变成母细胞，并可见细胞分裂相。

【实验结果分析及实验报告】

重点分析小鼠脾脏中的淋巴细胞为什么在加入植物凝血素后发生母细胞化，观察其形态结构是否有相应变化。利用此方法获得大量有丝分裂细胞有何用途？同时，总结在首次细胞培养实验操作中的体会和注意事项。

（李树蕾）

第二十八章

血和骨髓涂片标本制作和形态学观察

【实验目的】

通过学生自己制作标本，并观察血液及骨髓中各种成熟或未成熟血细胞的数量和形态特点，以及血发生规律，从而进一步加深对血液和血发生形态学与功能关系的理解。

【实验原理】

血液和骨髓涂片是观察成熟血细胞和正在发育中的血细胞形态学特征简单而有效的方法。染色方法为瑞氏（Wright）或姬姆萨（Giemsa）染色法。显微镜下对血液及骨髓涂片的细胞成分进行分类，结合各种化学染色进行综合分析，对疾病做出形态学诊断或提出意见与建议。特别是对于各种血液病的诊断和鉴别诊断，具有重要价值。

【仪器、器材与试剂】

1. 实验动物　血涂片可取材于健康成人或有过敏史成人（更容易获得血液中嗜酸性和嗜碱性粒细胞），骨髓涂片可取材于大鼠。

2. 实验器材　载玻片，盖玻片，吸管，中、小号镊子，手术剪，玻璃棒，取血针（建议使用糖尿病人自采血的采血针）、烧杯，量筒，记号笔，棕色小口瓶，研钵。

3. 实验试剂　37 ℃生理盐水，瑞氏染液或 Giemsa 染液，磷酸盐缓冲液，酒精，甲醇，鸡蛋清，中性树胶，二甲苯、医用酒精棉球或碘酒棉球。

瑞氏（Wright）染液的配制：

瑞氏染料粉剂	0.1 g
甲醇	60 mL

将粉剂放入洁净干燥乳钵内，滴加甲醇研磨至全溶，密封于棕色小口瓶内，放置 1/2～1 个月即可使用。

Giemsa 染液的配制：

Giemsa 染料粉剂	0.75 g
甘油	50 mL
甲醇	50 mL

将染料粉剂放于甘油内搅匀，放入 60 ℃温箱 24 h，保持混匀状态。取出待冷再加甲醇混匀，配成原液，密封棕色瓶保存。使用时以原液 5 mL 加 1/15 mol/L 磷酸盐缓冲液（pH6.4～6.8）50 mL 稀释成工作液。

4. 载玻片处理　一般将载玻片先用微波清洗后，再经清洁液浸泡过夜，用流水反复冲洗，最后入95％酒精浸泡约1 h,用洁净绸布擦干备用。

【实验步骤】

1.涂片

(1)血液涂片标本制作:用75％酒精棉球消毒取血者手指尖,待酒精干后,操作者用左手把取血者手指捏紧,右手用消毒针在其手指尖上迅速扎入,深2～5 mm,用干棉球擦去第一滴血,轻按取血者手指,待血液成滴,使用备好的载玻片一端蘸上血滴。将载玻片与另一个载玻片成45°角接触,血滴即展向两边,将沾有血液的载玻片以均匀的速度向前推进(图28-1),即形成均匀和厚度适中的血涂片。

(2)骨髓涂片的制作:用手术剪刀剪掉大鼠腿部的肌肉,充分暴露股骨,再用大剪刀从上端剪断股骨,用中号镊子夹股骨以挤出骨髓,如果骨髓不易取出,可用直头眼科镊子插入骨髓腔挑出骨髓,置于载玻片上,由于骨髓液的纤维蛋白原含量较高,易于凝固,可先在骨髓液内加5～10倍稀释后鸡蛋清,充分混匀,涂片操作方法同血涂片,但推片要快并迅速使之干燥。

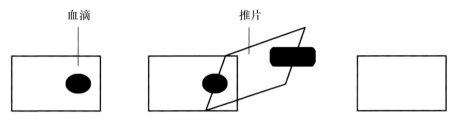

图 28-1　血涂片的制作

2.染色

(1)将待染涂片平放于染色架上。

(2)用滴管将染液滴于涂片上,覆盖整张涂片,室温下瑞氏染液染色1～3 min 或 Giemsa 染液染色5～10 min(白细胞数量多者或骨髓标本时间应长一些,20～30 min)。

(3)染色结束时,先用蒸馏水或缓冲液冲洗,去掉涂片上的染液。

(4)自来水温和冲洗,至血液膜呈淡红色。

(5)标本干燥后,中性树脂封片。

【注意事项】

(1)取血及骨髓不宜过多,以免涂片太厚,影响观察。

(2)要使涂片厚薄均匀,拿片角度应适当,速度要适中,用力要均匀。

(3)涂片一般后半部较好,白细胞在其边缘和尾端较多。

(4)如用力过猛,白细胞容易破损。

【实验结果】

1.血涂片的观察　低倍镜下观察可见许多小圆细胞,有的可见细胞中央蓝紫色核;高倍镜下首先观察涂片制备和染色是否良好、细胞分布是否均匀,同时可估计白细胞数量增减情况。选择细胞分布均匀不重叠、标本不太厚容易观察处进行观察。

2.白细胞分类计数　在高倍镜下以划"正"字的方式分别计数血涂片上任意一视野(涂片边缘部视野除外)中的各种白细胞。横向或纵向推移载玻片连续计数视野中100个白细胞,计算每种白细胞的百分比:每种白细胞的百分比＝每种白细胞的数量/所查白细胞的数量。

3.骨髓涂片的观察　注意观察红细胞系、粒细胞系和巨核细胞系不同发育阶段细胞的形态特征和染色。

【实验报告指导】

报告的内容除实验目的、原理、材料、操作步骤外,着重对实验结果进一步分析。例如对该实验而言,血涂片中嗜酸性及嗜碱性粒细胞增多有何临床意义?何为核左移或核右移?贫血时血细胞可能发生何种变化?如何检查骨髓涂片?最后列出参考文献。

（齐亚灵）

第二十九章
毛细血管形态学观察

【实验目的】

（1）观察毛细血管血液流动的特点。

（2）了解组胺对毛细血管的影响。

【实验原理】

青蛙的肠系膜很薄,在显微镜下可以直接观察其血液循环。同时利用组胺导致毛细血管扩张,通透性增加,血流速度改变,白细胞附壁、游出等变化。

【器材与试剂】

1. 实验动物　青蛙。

2. 实验器材　有孔蛙板、探针、剪刀、镊子、大头针、图钉、体视显微镜、盖玻片、棉球。

3. 实验试剂　0.2%组胺。

【实验步骤】

（1）用探针破坏青蛙脑脊髓,使其死亡。

（2）取仰卧位,沿腹侧壁剪开,切口长约2.0 cm。

（3）用镊子轻轻拉出小肠祥,将肠祥展开铺在蛙板的窗口上,用大头针固定。特别注意要轻轻拉动肠祥,切忌拉得过紧或撕破肠系膜,以免影响血液循环,然后用图钉固定蛙的四肢。

【实验观察】

（1）在体视显微镜下选小血管,如小静脉及毛细血管的视野,观察血管形态与口径、血流速度及血细胞,区别轴流(血球层)及边流(血浆层)。

（2）在肠系膜上滴加数滴0.2%组胺,数分钟后可见血管扩张,血流速度逐渐变慢,轴流与边流界限消失,白细胞流到血浆层内贴附于血管壁(在镜下,红细胞有核,较大,白细胞较小而透明,细胞核不明显)。

（3）选择一段白细胞附壁较多的血管,用较高倍物镜观察。由于白细胞游出过程极为缓慢,需1～2 h后方能出现,故要耐心观察。常能观察到白细胞一部分胞体已经游出至血管外,而另一部分留在血管内,连接两者狭窄的部分位于血管内皮细胞间隙,并且常可见到在血管内流动的红细胞冲撞留在血管内的部分白细胞胞体时,白细胞弹动后又恢复原形。此外,还可见已游出的白细胞积聚在血管周围。

【实验报告指导】

报告的内容除实验目的、原理、材料与操作步骤和实验观察结果外,还需对实验进一步分析。例如,分析组胺导致毛细血管形态学改变的机制与组胺导致人体过敏反应的关系。总结实验操作的体会和注意事项,最后列出参考文献。

（蓝永洪）

第三十章
口腔上皮细胞形态学观察

【实验目的】

通过学生自己动手制作标本,并观察口腔未角化复层扁平上皮的表层细胞形态,加深对上皮组织基本结构的理解。学会使用图像处理软件进行细胞大小的测量。

【实验原理】

衬覆在口腔内面的上皮为未角化的复层扁平上皮,其表层细胞不断脱落,由基底细胞增殖补充。稍施外力,其表层细胞即可脱落,此时收集脱落的细胞,经亚甲蓝或吖啶橙(荧光素)染色置于普通光学显微镜或荧光显微镜下则可观察到细胞形态结构。

【仪器、器材与试剂】

1. 实验仪器　普通光学显微镜或荧光显微镜。

2. 实验器材　载玻片、盖玻片、镊子、无菌棉签、玻璃杯、吸管、吸水纸。

3. 实验试剂　0.9%生理盐水、亚甲蓝(美蓝)染液或吖啶橙工作液。

(1) 亚甲蓝染液的配制:取 0.5 g 亚甲蓝,溶于 30 mL 95%酒精中,加 100 mL 0.01%氢氧化钾溶液,保存在棕色瓶内。

(2) 吖啶橙染液的配制:吖啶橙 0.1 g,加 pH 值为 4.8 的磷酸缓冲液 100 mL 作为干液置于冰箱保存。临用前用 1 mL 干液加 pH 值为 4.8 磷酸缓冲液 9 mL,即为 0.01%吖啶橙工作液。

磷酸缓冲液(pH 值为 4.8)配法:

KH_2PO_4　　　　　　　　　　9.08 g(相当于 1/15 mol/L)

蒸馏水　　　　　　　　　　1000 mL

【实验步骤】

(1) 于载玻片中央,滴 1 滴生理盐水。

(2) 被试学生先用清水漱口,实验者取一根无菌棉签在被试者口腔颊部黏膜面稍用力拭擦,均匀地涂在载玻片上,晾干。

(3) 滴 1 滴亚甲蓝染液或吖啶橙工作液,前者放置 5 min 后,把染液用清水轻轻冲下,即可用普通光学显微镜观察;后者直接加盖玻片,即可在荧光显微镜下观察。

(4) 在普通显微镜下观察时,可利用电脑图像处理软件测量 10 个以上细胞的大小,算出平均值,选择一个典型视野拍照,保存图像。

【实验结果】

普通光学显微镜观察:人口腔未角化复层扁平上皮的表层细胞较大,脱落后呈不规则形或多边形,细胞核椭圆形,着色较深,细胞质着色较浅,位于细胞中央。细胞边缘呈锯齿状或波浪状,有些细胞互相嵌合,有些细胞分散存在。

荧光显微镜观察:人口腔未角化复层扁平上皮的表层细胞细胞核呈黄橙色荧光,细胞质呈绿色荧光。

【实验报告指导】

报告的内容除实验目的、原理、材料与操作步骤外,还需对实验结果作进一步分析。例如,分析以下问题:为什么人口腔上皮的表层细胞不断脱落? 亚甲蓝和吖啶橙染色原理是什么? 在染液配制中需注意哪些问题? 最后列出参考文献。

(赵慧)

第三十一章
呼吸道上皮细胞纤毛运动观察

【实验目的】

通过学生自己制作的标本,观察动态、可定向摆动的呼吸道上皮纤毛运动,加深对呼吸系统结构和功能的理解。

【实验原理】

呼吸管道腔面主要衬覆着假复层纤毛柱状上皮。其中的纤毛细胞最多,游离面密集的纤毛向咽部快速摆动,将黏液及其黏附的尘埃、细菌等推向咽部咳出,以净化吸入的空气。刚离体的蟾蜍口腔上腭黏膜在 37 ℃生理盐水存在的情况下,纤毛仍然呈现活体时摆动的状态。

【仪器、器材与试剂】

1. 实验仪器　普通光学显微镜,温箱或水浴箱。

2. 实验动物　蟾蜍数只。

3. 实验器材　手术操作台、手术器械一套(包括剪子和镊子、眼科小剪子和镊子,小止血钳)、毁髓针、小烧杯、载玻片和盖玻片、塑料吸管、滤纸。

4. 实验试剂　37 ℃生理盐水。

【实验步骤】

(1) 将滤纸剪成“回”字形,铺于载玻片上,在中间滴加生理盐水。

(2) 取一只蟾蜍,以左手握住蟾蜍,背部向上,用食指压住其头部,使其略向下弯,将毁髓针自枕骨大孔插入,先左右横断脊髓,再向前伸入颅腔捣毁脑,然后再将毁髓针撤回至枕骨大孔,反向插入脊椎管破坏脊髓,待蟾蜍四肢肌肉完全松弛后表明处死成功。

(3) 打开蟾蜍口腔,剪下一块上腭黏膜。将黏膜平放于滤纸中央。

(4) 盖上盖玻片,置普通光学显微镜下观察。

【实验观察】

低倍镜观察:选择黏膜边缘或铺片较薄的区域观察。

高倍镜观察:黏膜上皮表面纤毛在有液体的情况下,像风吹麦浪式有规律地摆动。在稍暗视野下,纤毛与周围背景反差增加,观察纤毛单向、节律性摆动效果更好。

【实验结果分析及实验报告】

实验报告内容包括实验目的、原理、材料、操作步骤、描述实验观察结果。本实验需结合观察结果分析:①纤毛内部的结构;②纤毛有规律摆动的机制;③实验操作的体会。

(周莉)

第三十二章
精子运动抑制实验

【实验目的】

通过学生自己动手制作标本,并观察精子运动以及精子运动与周围环境因素的关系,加深对精子发生和成熟过程的理解。

【实验原理】

精子在雄性成体动物的生精小管中发生,从原始的精原细胞经增殖、分裂依次分化为初级精母细胞、次级精母细胞和精子细胞,后者经复杂的形态改变逐渐成为蝌蚪状精子。此过程在人体需 64 天左右。精子在生精小管生成后无运动能力,输送到附睾管中停留 8~17 天,并经历一系列变化,才获得运动能力,达到功能上的成熟。此过程取决于精子周围的特殊微环境。如果此时受到外界因素干扰,便可影响精子的运动能力,导致不育。

【仪器、器材与试剂】

1. 实验动物 健康雄性成年小鼠数只。

2. 实验器材 小鼠笼数个,手术操作台、手术器械一套(包括剪子和镊子、眼科剪和镊子、小止血钳)、青霉素小瓶、小烧杯、载玻片和盖玻片、塑料吸管、普通光学显微镜。

3. 实验试剂 37 ℃生理盐水、精子运动抑制药(可选择雷公藤总甙或棉酚等)。

【实验步骤】

(1) 分别将小鼠麻醉,并脱臼处死,将其放到手术台上,触及睾丸,剪子剪开皮肤和阴囊,钝性剥离睾丸和附睾,并将附睾放入青霉素小瓶剪成细小颗粒,放入备好的生理盐水中,制成混悬液,放置于 37 ℃温箱中备用。

(2) 用吸管吸取一滴混悬液,滴于载玻片上,并加上盖玻片,将样品放到显微镜载物台上观察;实验组在观察前于混悬液中加入精子运动抑制药,15 min 左右以后观察。

【实验结果】

低倍镜观察:可见许多小颗粒,但难以辨别细节。

高倍镜观察:在同一时间内观察两组精子运动情况,对照组可见许多精子处于运动状态,精子头较亮,尾部有规律地摆动;实验组在精子运动抑制药的影响下停止运动。

【注意事项】

由于样品未染色,需要把显微镜光圈变小,以提高反差,并且使视野变暗,方可观察到精子。

【实验报告指导】

学生在实验结束后需完成实验报告。报告的内容除实验目的、原理、材料与操作步骤和实验观察结果外,还需对实验结果进一步分析。例如,对该实验而言,需分析以下问题:精子为什么在附睾中获得运动能力? 本实验所用药物为什么能抑制精子运动? 还有哪些因素影响精子发生或运动? 实验操作过程应注意哪些问题? 最后列出参考文献。

（周莉）

第三十三章

鸡胚标本制备和形态学观察

【实验目的】

通过学生自己动手制备鸡胚标本,观察 2～3 日龄鸡胚(相当人胚 4～5 周)的发育,进一步加深对三胚层分化与胚体形成的理解。

【仪器、器材与试剂】

1. 实验动物　于养鸡场购买鸡卵,以保证受精率。将卵用温水洗净,轻轻擦干,注明产卵和孵育时间,平放于木盘上,置 38 ℃温箱内孵育(温箱内要保持一定湿度),每天通风 1～2 次,同时将鸡卵翻转 90°,孵育 2～3 日。

2. 实验器材　生物解剖镜、培养皿、剪刀、镊子。

3. 实验试剂　Ringer 氏液。

Ringer 氏液配制:

20％氯化钠	32.5 mL
10％氯化钾	1.4 mL
10％氯化钙	1.2 mL
5％碳酸氢钠	4.0 mL
1％磷酸二氢钠	1.0 mL
葡萄糖(可不加)	2 g
蒸馏水加至	1000 mL

【实验步骤】

(1) 实验台上铺一张纸,摆 3 个培养皿(以下称培养皿Ⅰ、Ⅱ、Ⅲ),剪刀,镊子各 2 把,鸡卵 1 个。

(2) 将温 Ringer 氏液倒入培养皿Ⅰ、Ⅱ,液面高约 2 mm。

(3) 取 2～3 日龄鸡卵,破开气室一端的蛋壳,将卵内容物倒入培养皿Ⅰ,从中寻找胚胎。如果胚胎与鸡卵壳附着在一起,则将它们一起放入培养皿Ⅰ中,然后用镊子剥离。将胚胎移至培养皿Ⅱ,注意不要将卵黄搅乱。

(4) 用镊子轻轻地将培养皿Ⅱ中胚胎周围的羊膜等除去。

(5) 将培养皿Ⅲ中注入适量 Ringer 氏液(液面高约 2 mm),用镊子将胚胎移至培养皿Ⅲ。

(6) 解剖镜下观察培养皿Ⅲ中胚胎形态。

【实验观察】

(1) 观察内容:脑泡(各部名称)、耳板、神经管、体节、心脏、大血管、腮弓、肠管。

(2) 用镊子和玻璃解剖针解剖,并将下列结构摘出:①心脏;②体节;③神经管;④脊索;

⑤中肾。

（3）摘出的脊索让实验指导教师检验。

【实验报告指导】

学生在实验结束后需完成实验报告。报告的内容除实验目的、实验材料、操作步骤外，需分析比较人胚与鸡胚在早期发育中的异同；再根据所观察的胚胎形态绘图，引线注字和总结实验操作注意事项。

（刘佳梅）

第三十四章
胎盘形态学观察

【实验目的】

通过制备大鼠胎盘标本,熟悉大鼠配种方法,熟练掌握石蜡切片、HE 染色技术,进一步加深对胎盘形态及功能的理解。

【仪器、器材与试剂】

1. 实验仪器 旋转切片机,烤箱,温箱,恒温水浴箱。

2. 实验动物 取健康成年大白鼠,雌鼠数只,雄鼠数量为雌鼠的一半,体重 250 g±10 g。于下午 16:00 以后合笼,次日清晨检查雌鼠阴道涂片,发现阴栓或在光镜下发现精子视妊娠第 0.5 天,并计算胎龄,直至妊娠第 19 或 20 天时取材。

3. 实验器材 手术剪,眼科镊,手术刀,切片刀,广口瓶(100 mL),托盘,载玻片,盖玻片。

4. 实验试剂 乙醚,甲醛,酒精,二甲苯,石蜡,苏木精染液,伊红染液,0.01 mol 磷酸缓冲液(PBS),盐酸,蛋白甘油,树脂。

0.01 mol/L(pH7.2～7.6)磷酸盐缓冲液(Phosphate Buffer Sodium,PBS)

(1) 配方 1:

试剂:

$Na_2HPO_4 \cdot 12H_2O$	14.5 g
$NaH_2PO_4 \cdot 2H_2O$	1.48 g
NaCl	42.5 g
蒸馏水	5000 mL

(2) 配方 2:

A 液:

0.2 mol/L $NaH_2PO_4 \cdot 2H_2O$	31.2 g
双蒸水	1000 mL

B 液:

0.2 mol/L $Na_2HPO_4 \cdot 12H_2O$	71.63 g
双蒸水	1000 mL

取 19 mL A 液,81 mL B 液,充分混合即为 0.2 mol/L 的 PB(pH 值为 7.4～7.5);取 0.2 mol/L 的 PB 50 mL,NaCl 8.5～9ｇ(约 0.15 mol/L),加双蒸水至 1000 mL,即为 0.01 mol/L 的 PBS(pH 值为 7.2～7.6)。

【实验步骤】

制备石蜡切片 取材与固定:取孕鼠,乙醚麻醉后置入托盘,用手术刀和剪刀剖开大鼠两侧腹壁,可见孕有胎鼠的子宫;用手术剪剪开子宫,取出胎鼠,可见胎鼠脐带与胎盘相连;手术剪断开脐带,将胎盘用 PBS 冲洗,然后置入 10% 中性甲醛中固定,12 h 后将胎盘纵切成两部分,更换固定液,使用相同固定液继续固定 12 h,以下实验步骤同第二十五章石蜡切片和 HE 染色。

【实验观察】

将制备好的胎盘切片置于显微镜下观察。首先依据形态特点分清胎儿面和子宫面,重点观察绒毛结构。

【实验报告指导】

实验报告的内容除实验目的、实验材料、操作步骤和实验观察结果外,需复习胎盘为何有气体和营养物质交换功能?胎盘能分泌哪些激素?此外,针对实验中出现的问题进行分析,并总结实验操作体会和注意事项。

（郝利铭）

附录

组织学与胚胎学英文词汇

第一章 绪 论
Introduction

acid dye ['æsid dai]	酸性染料
acidophilia [ˌæsidəu'filiə]	嗜酸性
argentaffin [ɑ:'dʒəntəfin]	亲银性
argyrophilia [ɑ:'dʒəntəfiliə]	嗜银性
autoradiography，ARG [ˌɔ:təuˌreidi'əgrəfi]	放射自显影技术
avidin-biotin-peroxidase complex method，ABC ['ævidin 'baiətin pə'rɔksideis 'kɔmpleks 'meθəd]	亲合素-生物素-过氧化物酶复合法
basic dye ['beisik dai]	碱性染料
basophilia [ˌbæsəfiliə]	嗜碱性
cell culture[sel 'kʌltʃə]	细胞培养
cell fusion[sel 'fju:ʒən]	细胞融合
confocal laser scanning microscope，CLSM[kən'fəukəl 'leizə skæniŋ 'maikrəskəup]	共聚焦激光扫描显微镜
cryostat['kraiəstæt]	恒冷箱切片机
cytochemistry [ˌsaitə'kemistri]	细胞化学
dark-field microscope [da:k fi:ld 'maikrəskəup]	暗视野显微镜
eosin ['iəsin]	伊红
fixation [fik'seiʃn]	固定
fixative ['fixsətiv]	固定剂
flow cytometry，FCM [fləu si'tɔmitri]	流式细胞术
fluorescence microscope [fluə'resəns 'maikrəskəup]	荧光显微镜
frozen section [frəuzn 'sekʃn]	冷冻切片
hematoxylin [ˌhi:mə'tɔksilin]	苏木精
histochemistry [histəu'kemistri]	组织化学
histology [his'tɔlədʒi]	组织学
horseradish peroxidase，HRP ['hɔ:sˌrædiʃ pə'rɔksiˌdeis]	辣根过氧化物酶
immunocytochemistry [ˌimjunəuˌsaitəu'kemistri]	免疫细胞化学

inverted phase contrast microscope [in'və:tid feiz 'kɔntræst 'maikrskəup]　　倒置相差显微镜

metachromasia [ˌmetəkrəu'meiziə]　　异染性

microanatomy [ˌmaikrəuə'nætəmi]　　显微解剖学

microspectrophotometer [maikrəuˌspektrəufə'təmitə]　　显微分光光度计

morphometry [mɔː'fɔmitri]　　形态计量术

neutrophilia [ˌnjuːtrə'filiə]　　中性

organ ['ɔːgən]　　器官

peroxidase-antiperoxidase complex method，PAP

　　[pərɔksideis ˌænti:pərɔksideiz 'kɔmpleks 'meθəd]　　过氧化物酶-抗过氧化物酶复合物法

primary tissue ['praiməri 'tisjuː]　　基本组织

probe [prəub]　　探针

scanning electron microscope，SEM [skæniŋ i'lektrɔn 'maikrəuskəup]　　扫描电子显微镜

smear [smiə]　　涂片

staining [steiniŋ]　　染色

tissue culture ['tisjuː 'kʌltʃə]　　组织培养

tissue section ['tisjuː sekʃn]　　组织切片

transmission electron microscope，TEM [trænz'miʃən i'lektrɔn 'maikrəskəup]

　　透射电子显微镜

ultrastructure ['ʌltrə'strʌktʃə]　　超微结构

embedding [im'bediŋ]　　包埋

microtome ['maikrətəum]　　切片机

in situ hybridization [in sitju ˌhaibridai'zeiʃən]　　原位杂交

stereology [ˌstiəri'ɔlədʒi]　　体视学

system ['sistəm]　　系统

第二章　细　　胞
Cell

actin ['æktin]　　肌动蛋白

anaphase ['ænəfeiz]　　后期

apoptosis [ˌaipəp'təusis]　　细胞凋亡

attached ribosome ['ətætʃt 'raibəsəum]　　附着核糖体

autophago lysosome[ˌɔːtɔfəgəu 'laisəsəum]　　自噬性溶酶体

cell cycle [sel 'saikl]　　细胞周期

centriole ['sentriəul]　　中心粒

centrosome ['sentrəsəum]　　中心体

channel protein ['tʃənəl 'proutiːn]　　通道蛋白

coated vesicles [koutid 'vesikl]　　有被小泡

cytoplasm [saitoplæzm]　　细胞质

cytoskeleton [ˌsitə'skelitən]　　细胞骨架

desmin filament ['desmin 'filəmənt]	结蛋白丝
elementary particle [ˌeli'mentəri 'paːtikl]	基粒
end cell [end sel]	终末细胞
endocytosis [ˌendəsai'təusis]	胞吞作用
endoplasmic reticulum，ER ['endəplæsmik ri'tikjuləm]	内质网
euchromatin [juː 'krəumətin]	常染色质
exocytosis [ˌeksəsai'təusis]	胞吐作用
fat drop [fæt drɔp]	脂滴
fluid mosaic model ['fluːid mə'zeiik 'mɔdl]	液态镶嵌模型
free ribosome [friː 'raibəsəum]	游离核糖体
glycocalyx [ˌglaikəukæliks]	糖衣
glycogen granule ['glaikəudʒən g'rænju :l]	糖原颗粒
Golgi complex ['gɔldʒi 'kɔmpleks]	高尔基复合体
heterochromatin [ˌhetərə'krɔmətin]	异染色质
heterophago lysosome [ˌhetərəu'feigəu 'laisəsəum]	溶酶体
intermediate filament [ˌintə'miːdiət 'filəmənt]	中间丝
intrinsic protein [in'trinsik 'proutiːn]	嵌入蛋白
keratin filament ['kerətin 'filəmənt]	角蛋白丝
lipofuscin granule [ˌlipəu'fʌsin 'grænjuːl]	脂褐素颗粒
lysosome ['laisəsəum]	溶酶体
matrix granule ['meitriks g'rænjul]	基质颗粒
metaphase ['metəfeiz]	中期
microbody [ˌmaikrəu'bɔdi]	微体
microfilament [ˌmaikrəu'filəmənt]	微丝
microtubule ['maikrəu'tjuːbjuːl]	微管
mitochondria [ˌmitə'kɔndriə]	线粒体
mitochondrial crista [ˌmitə'kɔndrəl 'kristə]	线粒体嵴
mitosis [maitəusis]	有丝分裂
multivesicular body [ˌmʌlti'vesikjulə 'bɔdi]	多泡体
myelin figure ['maiəlin 'figə]	髓样图形
myosin ['maiəsin]	肌球蛋白
neurofilament [ˌnjuərəu'filəmənt]	神经微丝
neuroglial filament [njuərəgliəl 'filəmənt]	神经胶质丝
nuclear envelope ['njuːkliə 'envələup]	核膜
nuclear pore ['njuːkliə pɔː]	核膜孔
nucleolus [njuː'kliːləs]	核仁
nucleosome ['njuːkliəsəum]	核小体
nucleus [njuː'kliəs]	核
organelle [ˌɔːgə'nel]	细胞器

perinuclear cistern [ˌperiˈnjuːkliə sisˈtəːnə]	核周隙
peroxisome [pəˈrɒksisəum]	过氧化物酶体
phagocytosis [ˌfægəusaiˈtəusis]	吞噬作用
phagolysosome [ˌfægəuˈlaisəsəum]	吞噬溶酶体
pinocytosis [ˌpinəsaiˈtəusis]	吞饮
plasmalemma [ˌplæzməˈliːmə]	质膜
polyribosome [ˌpɒliˈribəsəum]	多核糖体
programmed cell death,PCD [ˈprougræməd sel deθ]	程序性细胞死亡
prophase [ˈprəufeiz]	前期
protolysosome [ˌprəutəuˈlaisəsəum]	初级溶酶体
residual body [riˈzidjuəl ˈbɒdi]	残余体
ribonucleosome [ˌraibəuˈnjukliəousəum]	核蛋白体
ribosome [ˈraibəsəum]	核糖体
rough endoplasmic reticulum,RER [rʌf ˈtendəplæsmik riˈtikjuləm]	粗面内质网
secretory protein [ˈsekrətəri ˈproutiːn]	分泌性蛋白
smooth endoplasmic reticulum,SER [smuːðˈendəplæsmik riˈtikjuləm]	滑面内质网
structural protein [ˈstrʌktʃərəl ˈprəutin]	结构蛋白
telophase [ˈteləufeiz]	末期
thick filament [θik ˈfiləmənt]	粗肌丝
thin filament [θin ˈfiləmənt]	细肌丝
transmembrane protein [trænsˈmembrein ˈproutiːn]	跨膜蛋白
tubulin [ˈtjuːbjulin]	微管蛋白
vacuole [ˈvækjuəul]	液泡
vimentin filament [ˈvaiməntin ˈfiləmənt]	波形蛋白

第三章 上 皮 组 织
Epithelial Tissue

basement membrane [ˈbeismənt ˈmembrein]	基膜
brush border [brʌʃ ˈbɔːdə]	刷状缘
cell junction [sel ˈdʒʌŋkʃən]	细胞连接
cilium [ˈsiliəm]	纤毛
covering epithelium [ˈkʌvəriŋ epiˈθiːliəm]	被覆上皮
desmosome [ˈdezməusəum]	桥粒
duct [dʌkt]	导管
endocrine gland [ˈendəukrain ˈglænd]	内分泌腺
endothelium [endəuˈθiːlrəm]	内皮
exocrine gland [ˈeksəkrain ˈglænd]	外分泌腺
gap junction [gæp ˈdʒʌŋkʃən]	缝隙连接
glandular epithelium [ˈglændjulə ˈepiˈθiːljəm]	腺上皮

goblet cell ['gɔblit sel]	杯状细胞
hemidesmosome [he'midesməsəum]	半桥粒
intermediate junction [ˌintə'mi:diət 'dʒʌŋkʃən]	中间连接
junction complex ['dʒʌŋkʃən 'kɔmpleks]	连接复合体
mesothelium ['mezəu'θi:liəm]	间皮
microvillus ['maikrəu'viləs]	微绒毛
mucous cell ['mju:kəs sel]	黏液液性细胞
mucous gland ['mju:kəs 'glænd]	黏液腺
plasma membrane infolding ['plæzmə 'membrein in'fəudiŋ]	质膜内褶
pseudostratified ciliated columnar epithelium [sju:dəus'trætifaid 'silieitəd kə'lʌmnə epi'θi:liəm]	假复层纤毛柱状上皮
sensory epithelium ['sensəri epi'θi:liəm]	感觉上皮
serous cell ['siərəs sel]	浆液性细胞
serous demilune ['siərəs 'demiju:n]	浆半月
serous gland ['siərəs glænd]	浆液腺
simple columnar epithelium ['simpl kə'lʌmnə epi'θi:liəm]	单层柱状上皮
simple cuboidal epithelium ['simpl kjʊ'bɔidl epi'θi:liəm]	单层立方上皮
simple epithelium ['simpl epi'θi:liəm]	单层上皮
simple squamous epithelium ['simpl 'skweiməs epi'θi:liəm]	单层扁平上皮
stratified epithelium ['strætifaid epi'θi:liəm]	复层上皮
stratified squamous epithelium ['strætifaid 'skweiməs epi'θi:liəm]	复层扁平上皮
striated border ['strəiaitid 'bɔ:də]	纹状缘
tight junction [tait 'dʒʌŋkʃən]	紧密连接
transitional epithelium [træn'ziʃənəl epi'θi:liəm]	变移上皮
tubular gland ['tju:bjulə glænd]	管状腺

第四章　结缔组织
Connective Tissue

adipose tissue ['ædipəus 'tisju:]	脂肪组织
antibody ['ænti,bədi]	抗体
collagen ['kɔlədʒen]	胶原蛋白
collagen fiber ['kɔlədʒen 'faibə]	胶原纤维
connective tissue [kə'nekti:v 'tisju]	结缔组织
connective tissue proper [kə'nektiv 'tisju:prɔpə]	固有结缔组织
dense connective tissue [dens kə'nektiv 'tisju:]	致密结缔组织
elastic fiber [i'læstik 'faibə]	弹性纤维
elastin [i'læstin]	弹性蛋白
fat cell [fæt sel]	脂肪细胞
fibroblast ['faibrəublæst]	成纤维细胞

fibrocyte ['faibrəusait]	纤维细胞
ground substance [graund 'sʌbstəns]	基质
histocyte ['histəsait]	组织细胞
loose connective tissue [luːs kənektiv 'tisjuː]	疏松结缔组织
macrophage ['kækrəufeidʒ]	巨噬细胞
mast cell [maːst sel]	肥大细胞
mesenchyme ['mezenkaim]	间充质
plasma cell ['plæzmə sel]	浆细胞
reticular fiber [ri'tikjulə 'faibə]	网状纤维
reticular tissue [ri'tikjulə 'tisju]	网状组织
reticular tissue [ri'tikjulə 'tisjuː]	网状组织
undifferentiated mesenchymal cell ['ʌnˌdifə'renʃieitid 'mezenkaiməl sel]	未分化的间充质细胞

第五章　血液和血发生
Blood and Hemopoiesis

agranulocyte [ə'grænjuləsait]	无粒白细胞
basophil ['bæsəfil]	嗜碱性粒细胞
basophilic erythroblast [bæsə'filik ə'riθirəblæst]	早幼红细胞
basophilic granulocyte [bæsə'filik 'grænjuləsait]	嗜碱性粒细胞
blood [blʌd]	血液
blood island [blʌd 'ailənd]	血岛
blood platelet [blʌd 'pleilit]	血小板
committed stem cell [kə'mitid stem sel]	定向干细胞
eosinophil ['iːə 'sinəfil]	嗜酸性粒细胞
eosinophilic granulocyte ['iːə 'sinə'filik 'grænjuləsait]	嗜酸性粒细胞
erythroblastic islet [i'riθrəblæstik 'ailit]	幼红细胞岛
erythrocyte [i'riθrəsait]	红细胞
ghost [gəust]	血影
granulocyte ['grænjuləsait]	有粒白细胞
granulomere ['grænjulə 'miə]	颗粒区
hemoglobin ['hiːməugləubin]	血红蛋白
hemolysis [hi'məlisis]	溶血
hemopoietic inductive microenvironment ['hiːməpɔi'iːtik in'dʌktiv ˌmaikrəuin'vɑiərənmənt]	造血诱导微环境
hemopoietic progenitor ['hiːməpɔi'iLtik prə'dʒenitə]	造血祖细胞
hemopoietic stem cell ['hiːməpɔi'iːtik stem sel]	造血干细胞
hyalomere ['haiələumiə]	透明区
leukocyte ['ljuːkəuːsait]	白细胞
lymphocyte ['limfəsait]	淋巴细胞

lysozyme ['laisəzaim]	溶菌酶
megakaryoblast ['megə'kæriəblaæst]	原巨核细胞
metamyelocyte ['metə'maiələsait]	晚幼粒细胞
monoblast ['mɔnəu 'blæst]	原单核细胞
monocyte ['mɔnəsait]	单核细胞
multipotential stem cell ['mju:til'pəutenʃəl stem sel]	多能干细胞
myeloblast ['maiəleu'blæst]	原粒细胞
myelocyte ['mailələsait]	中幼粒细胞
neutrophil ['nju:trəfil]	中性粒细胞
plasma ['plæzmə]	血浆
premyelocyte [pri'miələ'sait]	早幼粒细胞
proerythroblast ['prɔə'riθirəblæst]	原红细胞
promegakaryocyte ['prəumegə'kæriəsait]	幼巨核细胞
promonocyte [prə'mɔnəsait]	幼单核细胞
red bone marrow [red bəun 'mærəu]	红骨髓
reticulocyte [ri'tikjuləsait]	网织红细胞
serum ['siərəm]	血清
smear [smiə]	涂片
spleen colony [spli:n 'kɔləni]	脾集落
thrombocyte ['θrɔmbəu'pɔiətin]	血栓细胞
thrombopoietin ['θrɔmbəu'pɔiətin]	血小板生成素
yellow bone marrow ['jeləu bəun 'mærəu]	黄骨髓

第六章　软骨和骨
Cartilage and Bone

bone canaliculus [bəun 'kænə'likjuləs]	骨小管
bone collar [bəun 'kɔlə]	骨领
bone lacuna [bəun lə'kju:nə]	骨陷窝
bone lamella [bəun lə'melə]	骨板
calcified cartilage zone ['kælsifiŋ 'ka:tilidʒ zəun]	软骨钙化区
cartilage ['kɑ:tilidʒ]	软骨
cartilage lacunae ['ka:tilidʒ lə'kju:nə]	软骨陷窝
cartilage model ['kɑtilidʒ 'məudəl]	软骨雏形
cement line [si'mənt lain]	黏合线
chondroblast ['kɔndrəblæst]	成软骨细胞
chondrocyte ['kɔndrəsait]	软骨细胞
circumferential lamellae [sə 'kʌmfə'rənʃəl lə'meli:]	环骨板
compact bone [kəm'pækt bəun]	骨密质
elastic cartilage [i'læstik 'ka:tilidʒ]	弹性软骨

endochondral ossigication [ˌendəˈkɔndrəl ˌɔsifˈikeiʃən]　　　软骨内成骨

endosteum [enˈdɔstiəm]　　　骨内膜

epiphyseal line [ˌepiˈfiziəl lain]　　　骺线

epiphyseal plate [ˌepiˈfiziəl pleit]　　　骺板

fibrous cartilage [ˈfaibrəs ˈkatilidʒ]　　　纤维软骨

haversian system [həˈvəːsən ˈsistəm]　　　哈弗斯系统

hyaline cartilage [ˈhaiəlin ˈkaːtilidʒ]　　　透明软骨

interstitial lamellae [ˈintəˈstiʃəl ləˈmeliː]　　　间骨板

intramembranous ossification [ˌintrəˈmembrənəs ɔsifiˈkeiʃən]　　　膜内成骨

osseous tissue [ˈɔsiəs ˈtisjuː]　　　骨组织

ossification center [ˌɔsifiˈkeiʃən ˈsentə]　　　骨化中心

ossification zone [ɔsifiˈkeiʃən zəun]　　　成骨区

osteoblast [ˈɔstiəˈˈblæst]　　　成骨细胞

osteoclast [ˈɔstiəˈˈklæst]　　　破骨细胞

osteocyte [ˈɔstiəˈˈsait]　　　骨细胞

osteoid [ˈɔstiəid]　　　类骨质

osteoprogenitor cell [ˈɔstiə ˈprɔˈdʒenitə sel]　　　骨祖细胞

perforating canal [ˈpəfəureitiŋ kəˈnæl]　　　穿通管

perichondrium [ˈpəriˈkɔndriəm]　　　软骨膜

periosteum [ˌperiˈɔstiəm]　　　骨外膜

primary ossification center [ˈpraiməri ɔsifiˈkeiʃən sentə]　　　初级骨化中心

proliferating cartilage zone [prəuˈlifəreitiŋ ˈkaːtilidʒ zəun]　　　软骨增生区

reserve cartilage zone [riˈzəːv ˈkaːtilidʒ zəun]　　　软骨储备区

secondary ossification center [ˈsekəndəri ˌɔsifiˈkeiʃən ˈsentə]　　　次级骨化中心

spongy bone [ˈspʌndʒi bəun]　　　骨松质

第七章　肌　组　织
Muscle tissue

actin [ˈæktin]　　　肌动蛋白

cardiac muscle [ˈkaːdiæk ˈmʌsl]　　　心肌

cavola [ˌkæviˈəulə]　　　小凹

contractile unit [kənˈtræktail ˈjuːnit]　　　收缩单位

cross bridge [krɔs ˈbridʒ]　　　横桥

cross striation [krɔs ˈstraiˈeiʃən]　　　横纹

dark band [daːk bænd]　　　暗带

dense body [dens ˈbɔdi]　　　密体

dense patch [dens pætʃ]　　　密斑

diad [ˈdaiəd]　　　二联体

endomysium [ˈendəˈmaisiəm]　　　肌内膜

epimysium [ˌepiˈmaisiəm]	肌外膜
intercalated disk [inˈtəːkəleitəd disk]	闰盘
light band [lait bænd]	明带
longitudinal tubule [ˌlɔndʒiˈtjuːdinl ˈtjuːbjuːl]	纵小管
muscle fiber [ˈmʌsl ˈfaibə]	肌纤维
muscle satellite cell [mʌsl ˈsætəlait sel]	肌卫星细胞
muscle tissue [ˈmʌsl ˈtisjuː]	肌组织
myofibril [ˈmaiəuˈfaibril]	肌原纤维
myoglobin [ˌmaiəuˈɡləubin]	肌红蛋白
myosin [ˈmaiəsin]	肌球蛋白
perimysium [ˌperiˈmisiəm]	肌束膜
sarcolemma [ˈsaːkəˈlemə]	肌膜
sarcomere [ˈsaːˈkəmiə]	肌节
sarcoplasm [ˈsaːkəplæzəm]	肌浆
sarcoplasmic reticulum [ˌsaːkəuˈplæzmik riˈtikjuləm]	肌浆网
skeletal muscle [ˈskelitəl mʌsl]	骨骼肌
sliding filament mechanism [slaidiŋ ˈfiləmənt ˈmekənizəm]	肌丝滑动学说
smooth muscle [smuːð ˈmʌsl]	平滑肌
striated muscle [ˈstrəiaitid mʌsl]	横纹肌
terminal cisternae [ˈtəːminl sisˈtəːniː]	终池
thick filament [θik ˈfiləmənt]	粗肌丝
thin myofilament [θin ˈfiləmənt]	细肌丝
transverse tubule [ˈtrænzvəːs ˈtjuːbjuːl]	横小管
triad [ˈtraiəd]	三联体
tropomyosin [ˌtrɔpəuˈmaiəsin]	原肌球蛋白
troponin [ˈtrɔpənin]	肌钙蛋白

第八章 神 经 组 织
Nervous Tissue

afferent nerve [ˈæfərənt nəːv]	传入神经
afferent neuron [ˈæfərənt ˈnjuərən]	传入神经元
astrocyte [ˈæstrəusait]	星形胶质细胞
axolemma [æksəˈkenə]	轴膜
axon [ˈæksɔn]	轴突
chemical synapse [ˈkemikəl sinəps]	化学突触
dendrite [ˈdendrait]	树突
efferent neuron [ˈefferent ˈnjuərən]	传出神经元
electrical synapse [iˈlektrikəl ˈsinəps]	电突触
encapsulated nerve ending [enˈkæpsjuleitid nəːv ˈendiŋ]	有被囊神经末梢

end feet [end fi:t]	脚板
endoneurium [ˌendə'njuəriəm]	神经内膜
ependymal cell [i'pendəmwl sel]	室管膜细胞
epineurium [ˌepi'njuəriəm]	神经外膜
glial cell [gliəl sel]	胶质细胞
internode ['intənəud]	结间体
intrafusal muscle fiber [ˌintrə'fju:zəl 'mʌsl 'faibə]	梭内肌纤维
lamellar corpuscle [lə'melə 'kɔ:pʌsl]	环层小体
motor end plate ['məutə end pleit]	运动终板
motor nerve ending ['məutə 'nə:v 'endiŋ]	运动神经末梢
motor neuron ['məutə 'njuərən]	运动神经元
multipolar neuron [mʌlti'pəulə 'njuərən]	多级神经元
muscle spindle [mʌsl 'spindl]	肌梭
myelin sheath [maiə'lain ʃi:θ]	髓鞘
myelinated nerve fiber ['maiəli:neitid nə:v 'faibə]	有髓神经纤维
nerve ['nə:v]	神经
nerve cell ['nə:v sel]	神经细胞
nerve ending [nə:v 'endiŋ]	神经末梢
nerve fiber [nə:v 'fa:bə]	神经纤维
neural stem cell ['njuərəl stem sel]	神经干细胞
neurofilament ['njuərəu'filəmənt]	神经原纤维
neuroglial cell [njuə'rəgliəl sel]	神经胶质细胞
neuromuscular junction [ˌnjuərəu'mʌskjulə 'dʒʌŋkʃən]	神经肌连接
neuron ['njuərən]	神经元
nissl body ['nisl 'bədi]	尼氏体
oligodendrocyte ['ɔligəu'dendrəusait]	少突胶质细胞
postsynaptic element [pəustsi'næptik 'elimənt]	突触后部
postsynaptic membrane [ˌpəustsi'næptik 'membrein]	突触后膜
presynaptic membrane [ˌpri:si'næptik 'membrein]	突触前膜
receptor [ri'septə]	受体
satellite cell ['sætəlait sel]	卫星细胞
schwann cell [ʃva:nsel sel]	施万细胞
sensory nerve ending ['sensəri 'nə:v 'endiŋ]	感觉神经末梢
synapse ['sinæps]	突触
tactile corpuscle ['tæjtauk 'kɔ:pʌsl]	触觉小体
unmyelinated nerve fiber [ʌn'maiəlineitid nə:v 'failbə]	无髓神经纤维

第九章　神经系统
Nervous System

ascending axonic cell [ə'sendiŋ 'æxsɔnic sel]	上行轴突细胞
autonomic ganglion ['ɔːtəu'nɔmik 'gæŋgliən]	自主神经节
basket cell ['baːskit sel]	篮状细胞
blood-brain barrier [blʌd brein 'bæriə]	血-脑屏障
blood-cerebrospinal fluid barrier [blʌd ˌserəbrə'spainəl fluːid 'bəriə]	血-脑脊液屏障
central nerve system ['sentrəl 'nəːv 'sistəm]	中枢神经系统
central canal ['sentrəl kə'næl]	中央管
cerebellar cortex ['se'rə'belə 'kɔːteks]	小脑皮质
cerebellar glomerulus ['se'ri'belə gləu'meruləs]	小脑小球
cerebral cortex [sə'rebrəl 'kɔːteks]	大脑皮质
cerebrospinal ganglion ['serəbrə'spinaəl 'gæŋgliən]	脑脊神经节
climbing fiber ['klaimiŋ 'faibə]	攀缘纤维
cortex ['kɔːteks]	皮质
external granular layer [eks'təːnl 'grænjulə 'leiə]	外颗粒层
external pyramidal layer [eks'təːnl pi'ræmidl 'leiə]	外锥体细胞层
fusiform cell ['fjuːzəfɔːm sel]	梭形细胞
granular cell ['grænjulə sel]	颗粒细胞
granular layer ['grænjulə 'leiə]	颗粒层
horizontal cell ['hɔri'zɔntl sel]	水平细胞
internal granular layer [in'təːnl 'grænjulə 'leiə]	内颗粒层
internal pyramidal layer [in'təːnl pi'ræmidl 'leiə]	内锥体细胞层
molecular layer [mə'lekjulə 'leiə]	分子层
mossy fiber ['mɔsi 'faibə]	苔藓纤维
neuronal circuit ['njuərənəl 'səːkət]	神经元回路
parallel fiber ['pærəlel 'faibə]	平行纤维
polymorphic layer ['pɔli'mɔːfik 'leiə]	多形细胞层
purkinje cell layer ['pəːkindʒi sel 'leiə]	浦肯野细胞层
purkinje cell ['pəːkindʒi sel]	浦肯野细胞
pyramidal cell [pi'ræmidl sel]	锥体细胞
spinal cord ['spainl kɔːd]	脊髓
white matter [wait 'mætə]	白质

第十章　循环系统
Circulatory System

aortic body [ei'ɔːtik 'bodi]	主动脉体
arteriole [aː'tiəriəul]	微动脉

artery ['ɑːtəri]   动脉

atrioventricular bundle [ˌeitriəuven'trikjulə 'bʌndl]   房室束

arteriovenous anastomosis [aːˌtiəriəu'viːnəs əˌnæstə'məusis]   动静脉吻合

bundle cell ['bʌndl sel]   束细胞

capillary [kə'piləri]   毛细血管

cardiac skeleton ['caːdiæk 'skelitən]   心骨骼

cardiac valve ['kaːdiæk vælv]   心瓣膜

carotid body [kə'rɔtid 'bɔdi]   颈动脉体

carotid sinus [kə'rɔtid 'sainəs]   颈动脉窦

circulatory system ['səːkjulətəri 'sistəm]   循环系统

conducting system ['kən'dʌktiŋ 'sistəm]   传导系统

continuous capillary [kən'tinjuəs kə'piləri]   连续毛细血管

elastic artery [i'læstik 'aːtəri]   弹性动脉

elastic membrane [i'læstik 'membrein]   弹性膜

endocardium ['endəu'kaːdiəm]   心内膜

epicardium   ['epi'kaːdiəm]   心外膜

external elastic lamina [eks'təːnl i'læstik 'læminə]   外弹性膜

fenestrated capillary [fi'nestreitid kə'piləri]   有孔毛细血管

heart [hɑːt]   心脏

internal elastic membrane [in'təːnl i'læstik 'membrain]   内弹性膜

large artery [laːdʒ 'aːtəri]   大动脉

large vein [laːdʒ vein]   大静脉

lymphatic capillary [lim'fætik kə'piləri]   毛细淋巴管

lymphatic duct [lim'fætik duct]   淋巴导管

lymphatic vessel [lim'fætik 'vesəl]   淋巴管

medium sized artery ['miːdjən saizd 'aːtəri]   中动脉

medium sized vein ['miːdiəm saizd vein]   中静脉

metarteriole [ˌmetaː'tiəriəul]   中间微动脉

microcirculation [ˌmaikrəu'səːkju'leiʃən]   微循环

muscular artery ['mʌskjulə 'aːtəri]   肌性动脉

myocardium ['maiəu'kaːdiəm]   心肌膜

pacemaker cell ['peismeikə sel]   起搏细胞

precapillary arteriole [priːkə'piləri aː'tiriəul]   毛细血管前微动脉

purkinje fiber [pə'kindʒiz 'faibə]   浦肯野纤维

sinusoid ['sainəsɔid]   血窦

sinusoid capillary ['sainəsɔid kə'piləri]   窦状毛细血管

small artery [smɔːl 'aːtəri]   小动脉

small vein [smɔːl vein]   小静脉

subendocardial layer ['sʌbəndə'kaːdiəl 'leiə]   心内膜下层

subendothelial layer ['sʌbendə'θiːliəl 'leiə]　　　　　　　内皮下层

thoroughfare channel ['θʌrəfɛə 'tʃænl]　　　　　　　　直捷通路

transitional cell [træn'siʃənl sel]　　　　　　　　　　移行细胞

true capillary [truː kə'piləri]　　　　　　　　　　　真毛细血管

tunica adventitia ['tjuːnikə 'ædvən'tiʃiə]　　　　　　外膜

tunica intima ['tjuːnikə 'intimə]　　　　　　　　　　内膜

tunica media ['tjuːnikə 'miːdiə]　　　　　　　　　　中膜

venule ['venjuː]　　　　　　　　　　　　　　　　微静脉

第十一章　免 疫 系 统
Immune System

accessory cell [æk'sesəri sel]　　　　　　　　　　　辅佐细胞

afferent lymphatic vessel ['æfərənt lim'fætik vesl]　　输入淋巴管

antibody ['ænti‚bɔdi]　　　　　　　　　　　　　抗体

antigen presenting cell ['æntidʒən 'prezntiŋ sel]　　　抗原呈递细胞

antigen ['æntidʒən]　　　　　　　　　　　　　抗原

blood thymus barrier [blʌd 'θaiməs 'bæriə]　　　　　血-胸腺屏障

bone marrow dependent lymphocyte [bəun mærəu di'pendənt 'limfəsait]　骨髓依赖淋巴细胞

capsule ['kæpsjuːl]　　　　　　　　　　　　　被膜

central artery ['sentrəl 'aːtəri]　　　　　　　　　中央动脉

central lymphoid organ ['sentrəl 'limfɔid 'ɔːgən]　　　中枢淋巴器官

cortex ['kɔːteks]　　　　　　　　　　　　　皮质

cortical sinus ['kɔːtikəl 'sainəs]　　　　　　　　皮质淋巴窦

cytotoxic T cell [‚sitə'tɔksik tiː sel]　　　　　　　细胞毒 T 细胞

diffuse lymphoid tissue [di'fjuː'limfɔid 'tisjuː]　　　弥散淋巴组织

efferent lymphatic vessel ['efərent lim'fætik vesl]　　输出淋巴管

epithelial reticular cell ['epi'θilliəl ri'tikjulə sel]　　　上皮性网状细胞

follicular dendritic cell [fə'likjulə dendritik sel]　　　滤泡树突细胞

germinal center ['dʒəːminl 'sentə]　　　　　　　生发中心

helper T cell [helpə tiː sel]　　　　　　　　　辅助性 T 细胞

hilus ['hiləs]　　　　　　　　　　　　　　门部

immune response [i'mjuːn ris'pɔns]　　　　　　　免疫应答

interdigitating cell [‚intəːdidʒi'teitiŋ sel]　　　　　交错突细胞

interlobular septum [‚intə'lɔbjulə 'septəm]　　　　小叶间隔

killer cell ['kilə sel]　　　　　　　　　　　　杀伤细胞

large granule lymphocyte [laːdʒ 'grænjuːl 'limfəsait]　大颗粒淋巴细胞

lymph node [limf nəud]　　　　　　　　　　　淋巴结

lymphoid nodule ['limfɔid 'nɔdjuːl]　　　　　　　淋巴小结

lymphoid tissue ['limfɔid 'tisjuː]　　　　　　　　淋巴组织

marginal zone ['maːdʒinl zəun]	边缘区
medulla [mə'djulə]	髓质
medullary cord [me'dʌləri kɔːd]	髓索
medullary sinus [me'dʌləri 'sainəs]	髓窦
microfold cell ['maikəufəuld sel]	微皱褶细胞
mononuclear phagocytic system [ˌmɔnəu'njukliə ˌfægəu'sitik 'sistəm]	单核吞噬细胞系统
natural killer cell [nætʃərəl 'kilə sel]	自然杀伤细胞
nurse cell [nəːs sel]	哺育细胞
paracortical zone [ˌpærə'kɔːtikəl zəun]	副皮质区
periarterial lymphatic sheath [ˌperiaˈtiːriəl lim'fætik ʃiːθ]	动脉周围淋巴鞘
peripheral lymphoid organ [pə'rifərəl 'limfɔid 'ɔːgən]	周围淋巴器官
red pulp [red pʌlp]	红髓
satellite epithelial cell ['saitəlait ˌepi'θiliəl sel]	星形上皮细胞
spleen [spliːn]	脾
splenic cord ['splenik kɔːd]	脾索
splenic corpuscle ['splenik kɔːpʌsl]	脾小体
splenic sinus ['splenik 'sainəs]	脾窦
subcapsular sinus [sʌb'kæpsjulə 'sainəs]	被膜下窦
superficial cortex [ˌsjuːpəfiʃəl 'kɔːteks]	浅层皮质
suppressor T cell [səp'resə ti: sel]	抑制性 T 细胞
thymic corpuscle ['θaimik 'kɔːpəsl]	胸腺小体
thymocyte ['θaiməsait]	胸腺细胞
thymopoietin [ˌθaimə'pɔiətin]	胸腺生成素
thymus dependent lymphocyte ['θaiməs di'pendənt 'limfəsait]	胸腺依赖淋巴细胞
thymus ['θaiməs]	胸腺
trabecula [trə'bekjulə]	小梁
trabecular artery [trə'bekjulə 'aːtəri]	小梁动脉
white pulp [wait pʌlp]	白髓

第十二章　皮　肤
Skin

apocrine sweat gland ['æpəkrim swet glænd]	顶泌汗腺
arrectores pilorum [ə'rektə pailərəm]	立毛肌
dermal papillae ['dəːməl pə'pilə]	真皮乳头
dermis ['dəːmis]	真皮
eccrine sweat gland ['ekrin swet glænd]	外泌汗腺
epidermis [ˌepi'dəːmis]	表皮
hair bulb [hɛə bʌlb]	毛球
hair follicle [hɛə 'fɔlikəl]	毛囊

hair papila [hɛə pə'pilə] 毛乳头

hair root [hɛə rult] 毛根

hair shaft [hɛə ʃaft] 毛干

hair [hɛə] 毛

horny cell ['hɔːni sel] 角质细胞

hypodermis [ˌhaipə'dəːmis] 皮下组织

keratinocyte [ke'rætinəsait] 角质形成细胞

keratohyalin granule [ˌkerətəu'haiəlin 'grænjuːl] 透明角质颗粒

lamellar granule [lə'mele grænjuː] 板层颗粒

langerhans cell ['laːŋəhænz sel] 朗格汉斯细胞

melanin granule ['melənin 'grænjuːl] 黑素颗粒

melanin ['melənin] 黑色素

melanocyte ['melənəsait] 黑素细胞

melanosome ['melənəˌsəum] 黑素体

Merkel's cell ['məːkelz sel] 梅克尔细胞

papillary layer [pə'piləri 'leiə] 乳头层

reticular layer [ri'tikjulə 'leiə] 网织层

sebaceous gland [si'beiʃəs glænd] 皮脂腺

skin [skin] 皮肤

spinous cell ['spainəs sel] 棘细胞

stratum basale ['streitəm 'beisl] 基底层

stratum corneum [streitem 'kɔːniəm] 角质层

stratum granulosum ['streitəm ˌgrænjuː'ləusəm] 颗粒层

stratum lucidum ['streitəm 'luːsidəm] 透明层

stratum spinosum ['streitəm 'spainəusrm] 棘层

sweat gland [swet glænd] 汗腺

第十三章　消　化　管
Digestive Tract

absorptive cell [əb'sɔptiːv sel] 吸收细胞

cardiac gland ['kaːdiæk glænd] 贲门腺

central lacteal ['sentrəl 'læktiəl] 中央乳糜管

chief cell [tʃiːf sel] 主细胞

colon ['kəulən] 结肠

digestive tract [dai'dʒestiv trækt] 消化管

duodenum [ˌdjuːəu'diːnəm] 十二指肠

esophageal gland ['fʌndik glænd] 食管腺

esophagus [iː'sɔfəgs] 食管

fundic gland ['fʌndik glænd] 胃底腺

gastric area ['gæstrik 'ɛəriə]　　　　　　　　　　　　　　　　胃小区

gastric pit ['gæstrik pit]　　　　　　　　　　　　　　　　　胃小凹

gastrin [gæstrin]　　　　　　　　　　　　　　　　　　　　胃泌素

gut associated lymphoid tissue，GALT [gʌt ə'səusieitid 'limfɔid 'tisju:]　肠相关淋巴组织

gut hormone [gʌt hɔ:məun]　　　　　　　　　　　　　　　胃肠激素

ileum ['iləm]　　　　　　　　　　　　　　　　　　　　　　回肠

intestinal villus [in'testinəl 'viləs]　　　　　　　　　　　　肠绒毛

intestine [in'testin]　　　　　　　　　　　　　　　　　　　肠

intracellular secretory canaliculus [ˌintrə'seljulə sikri:təri ˌkænə'likjuləs]　细胞内分泌小管

intraepithelial lymphoid cell，IEL [ˌintrəˌepi'θi:liəl 'limfɔid sel]　上皮内淋巴细胞

intrinsic factor [in'trinsik 'fæktə]　　　　　　　　　　　　内因子

jejunum [dʒi'dʒu:nəm]　　　　　　　　　　　　　　　　　空肠

lamina propria ['læminə prəp'raiə]　　　　　　　　　　　　固有层

mucous neck cell ['mju:kəs nek sel]　　　　　　　　　　　颈黏液细胞

mucous HCO_3^- barrier ['mju:kəs HCO_3^- 'bæriə]　　　　　黏液碳酸氢盐屏障

muscularis mucosa [ˌmʌskju'lɛəris mju:'kəusə]　　　　　　黏膜肌层

myenteric nerve plexus [ˌmaien'tərik nə:v 'pleksəs]　　　　肌间神经丛

Paneth cell ['pa:niθ sel]　　　　　　　　　　　　　　　　潘氏细胞

parietal cell [pə'raitl sel]　　　　　　　　　　　　　　　　壁细胞

pepsin ['pepsin]　　　　　　　　　　　　　　　　　　　　胃蛋白酶

pepsinogen [pep'sinədʒən]　　　　　　　　　　　　　　　胃蛋白酶原

plicae ['plaisi:]　　　　　　　　　　　　　　　　　　　　皱襞

pyloric gland [pai'lɔ:rik glænd]　　　　　　　　　　　　　幽门腺

rectum ['rektəm]　　　　　　　　　　　　　　　　　　　　直肠

rennin ['renin]　　　　　　　　　　　　　　　　　　　　　凝乳酶

secretory immune system [si'kri:təri i'mju:n 'sistəm]　　　分泌免疫系统

stomach ['stʌmək]　　　　　　　　　　　　　　　　　　　胃

striated border ['strəiaitid 'bɔdə]　　　　　　　　　　　　纹状缘

submucosa [ˌsʌbmju:'kəusə]　　　　　　　　　　　　　　黏膜下层

submucous nerve plexus [sʌb'mju:kəs nə:v 'pleksəs]　　　黏膜下神经丛

surface mucous cell ['sə:fis 'mju:kəs sel]　　　　　　　　表面黏液细胞

teniae coli ['ti:nii: 'kɔli]　　　　　　　　　　　　　　　　结肠带

tubulovesicular system [ˌtju:bjuləuve'sikjulə 'sistem]　　　微管泡系统

tunica fibrosa ['tju:nikə 'faibrəusə]　　　　　　　　　　　纤维膜

tunica mucosa ['tju:nikə mju:'kəusə]　　　　　　　　　　黏膜

tunica musculairs ['tju:nikə ˌmʌskju'lɛəris]　　　　　　　肌层

tunica serosa ['tju:nikə siə'rəusə]　　　　　　　　　　　浆膜

urogastrone [juərəu'gæstrəun]　　　　　　　　　　　　　尿抑胃素

第十四章 消 化 腺
Digestive Glands

acinus [æsinəs]	腺泡
acinar cell ['æsinə sel]	腺细胞
bile canaliculus [bail ˌkænə'likjuləs]	胆小管
centro-acinar cell [ˌsentrə'æsinə sel]	泡心细胞
digestive gland [di'dʒestiv glænd]	消化腺
endocrine portion ['endəukrain 'pɔːʃn]	内分泌部
exocrine gland ['eksəkrain glænd]	外分泌腺
exocrine portion ['eksəkrain 'pɔːʃn]	外分泌部
fat storing cell ['fæt stɔːriŋ sel]	储脂细胞
glucagon ['gluːkəgɔn]	高血糖素
hepatic lobule [hi'pætik 'lɔbjuːl]	肝小叶
hepatic macrophage [hi'pætik 'mækrəfeidʒ]	肝巨噬细胞
hepatic plate [hi'pætik pleit]	肝板
hepatic sinusoid [hi'pætik 'sainəsɔid]	肝血窦
hepatocyte ['hepətəusait]	肝细胞
insulin ['insjulin]	胰岛素
intercalated duct [in'təːkəleitid dʌkt]	闰管
interlobular artery [ˌintə'lɔbjulə 'aːtəri]	小叶间动脉
interlobular bile duct [ˌintə'lɔbjulə bail dʌkt]	小叶间胆管
interlobular vein [ˌintə'lɔbjulə vein]	小叶间静脉
Kuppfer cell ['kupfə sel]	库普弗细胞
liver ['livə]	肝脏
pancreas islet ['pæŋkriəs 'ailit]	胰岛
pancreas ['pæŋkriəs]	胰腺
pancreatic polypeptide [ˌpænkri'ætik ˌpɔli'peptaid]	胰多肽
portal area ['pɔːtəl 'ɛəriə]	门管区
salivary gland ['sælivəri glænd]	唾液腺
space of Disse [speis əv dis]	狄氏腔

第十五章 呼 吸 系 统
Respiratory System

alveolar duct [æl'viələ dʌkt]	肺泡管
alveolar pore [æl'viələ pɔː]	肺泡孔
alveolar sac [æl'viələ sæk]	肺泡囊
alveolar septum [æl'viələ 'septəm]	肺泡隔
basal cell ['beisəl sel]	基细胞

blood-air barrier [blʌd ɛə 'bæriə]	血-气屏障
bronchus ['brɔŋkəs]	支气管
bronchial tree ['brɔŋkiəl triː]	支气管树
bronchiole ['brɔŋkiəul]	细支气管
brush cell [brʌʃ sel]	刷细胞
ciliated cell ['silieitid sel]	纤毛细胞
Clara cell ['klaːraː sel]	Clara 细胞
diffuse neuroendocrine cell [di'fjuːs ˌnjuərəu'endəukrain sel]	弥散神经内分泌细胞
dust cell [dʌst sel]	尘细胞
lung [lʌŋ]	肺
olfactory cell [ɔl'fæktəri sel]	嗅细胞
olfactory gland [ɔl'fæktəri glænd]	嗅腺
olfactory region [ɔl'fæktəri 'riːdʒən]	嗅部
osmiophilic multilamellar body [ˌɔzmiə'filik ˌmʌlti' lə'melə 'bɔdi]	嗜锇性板层小体
pulmonary alveolus ['pʌlmənəri æl'viələs]	肺泡
pulmonary lobule ['pʌlmənəri 'lɔbjuːl]	肺小叶
pulmonary macrophage ['pʌlmənəri 'mækrəfeidʒ]	肺巨噬细胞
respiratory bronchiole [ris'paiərəˌtəri 'brɔŋkiəul]	呼吸性细支气管
respiratory portion [ris'paiərəˌtəri 'pɔːʃən]	呼吸部
small granule cell [smɔːl 'grænjuːl sel]	小颗粒细胞
supporting cell [sə'pɔːtiŋ sel]	支持细胞
surfactant [sə: 'fæktənt]	表面活性物质
terminal bronchiole ['təminəl 'brɔŋkiəul]	终末细支气管
trachea [trə'kiːə]	气管
tracheal gland ['trəkiːəl glænd]	气管腺
type Ⅰ alveolar cell [taip wʌn æl'viələ sel]	Ⅰ型肺泡细胞
type Ⅱ alveolar cell [taip tuː æl'viələ sel]	Ⅱ型肺泡细胞
vestibular region [ves'tibjulə 'riːdʒən]	前庭部

第十六章　泌尿系统
Urinary System

collecting tubule system [kə'lektiŋ 'tjuːbjuːl sistəm]	集合小管系
cortical labyrinth ['kɔːtikəl 'læbərinθ]	皮质迷路
distal convoluted tubule ['distl 'kɔnvəluːtid 'tjuːbjuːl]	远曲小管
distal tubule ['distl 'tjuːbjuːl]	远端小管
extraglomerular mesangial cell ['ekstrəglɔmerjulə me'sændʒiəl sel]	球外系膜细胞
filtration barrier [fil'treiʃən 'bæriə]	滤过屏障
filtration membrane [fil'treiʃən 'membrein]	滤过膜
glomerulus [gləu'merjuləs]	血管球

intraglomerular mesangium ['intrəglɔmerjulə me'sændʒiəm]	血管球球内系膜
juxtaglomerular apparatus [,dʒʌkstəgləu'merjulə ,æpə'reitəs]	肾小球旁器
juxtaglomerular cell [,dʒʌkstəgləu'merjulə sel]	近血管球细胞(球旁细胞)
juxtaglomerular complex [,dʒʌkstəgləu'merjulə 'kɔmpleks]	球旁复合体
kidney ['kidni]	肾脏
macula densa ['mækjulə 'densə]	致密斑
medullary ray ['medələri rei]	髓放线
mesangium [me'sændʒiəm]	血管系膜
nephron ['nefrən]	肾单位
podocyte ['pɔdəsait]	足细胞
polar cushion cell ['pəulə 'kuʃən sel]	极垫细胞
proximal convoluted tubule ['prɔksiməl 'kɔnvəlu:tid 'tju:bju:l]	近曲小管
proximal tubule ['prɔksiməl 'tju:bju:l]	近端小管
renal capsule ['ri:nl 'kæpsju:l]	肾小囊
renal corpuscle ['ri:nl 'kɔ:pʌsl]	肾小体
renal interstitium ['ri:nl ,intə'stiʃiəm]	肾间质
renal lobule ['ri:nl 'lɔbju:l]	肾小叶
renal pyramid ['ri:nl 'pirəmid]	肾锥体
renin [ri:nin]	肾素
slit membrane [slit 'membrein]	裂孔膜
slit pore [slit pɔ:]	裂孔
thin segment [θin 'segmənt]	细段

第十七章　内分泌系统
Endocrine System

acidophil [ə'sidəfil]	嗜酸性细胞
adrenaline [ə'drenəlin]	肾上腺素
adrenocorticotrophic hormone [æ,dri:nəu,kɔ:tikə'trɔfik 'hɔ:məun]	促肾上腺皮质激素
aldosterone [æl'dɔstərəun]	醛固酮
amine precursor uptake and decarboxylation cell ['æmin pri'kə:sə 'ʌpteik ænd 'di:kɑ:,bɔksi'leiʃən sel]	胺前体摄取和脱羧细胞
antidiuretic hormone ['ænti,daijuə'retik 'hɔ:məun]	抗利尿激素
basophil [,beisəu'fil]	嗜碱性细胞
calcitonin [,kælsi'tɔnin]	降钙素
chief cell [tʃi:f sel]	主细胞
chromaffin cell [krəu'mæfin sel]	嗜铬细胞
chromophobe cell ['krəuməfəub sel]	嫌色细胞
colloid [kɔlɔid]	胶质
corticotroph ['kɔ:tikə'trɔf]	促肾上腺皮质激素细胞

cortisol ['kɔ:tisəl] 皮质醇

diffuse neuroendocrine system [di'fju:s ˌnjuərəu'endəkrin 'sistən] 弥漫神经内分泌系统

follicle stimulating hormone ['fɔlikəl stimju:leitiŋ 'hɔ:məun] 卵泡刺激素

follicular epithelial cell [fə'likjulə epi'θi:liəl sel] 滤泡上皮细胞

glucocorticoid [ˌglu:kəu'kɔ:rtikɔid] 糖皮质激素

gonadotroph [ˌgɔnædətrɔf] 促性腺激素细胞

growth hormone [grəuθ 'hɔ:məun] 生长激素

herring body ['həriŋ bɔdi] 赫令体

hormone ['hɔ:məun] 激素

hypophyseal portal system [ˌhaipəu'fiziəl 'pɔ:təl 'sistəm] 垂体门脉系统

luteinizing hormone [ˌlju:ti,iniziŋ 'hɔ:məun] 黄体生成素

mammotroph ['mæmətrɔuf] 催乳激素细胞

melanocyte stimulating hormone [melənəu,sait stimju:leitiŋ 'hɔ:məun] 黑素细胞刺激素

melatonin [ˌmelə'təunin] 褪黑素

mineralocorticoid [ˌminərələu'kɔ:tikɔid] 盐皮质激素

noradrenaline [ˌnɔ:rə'drenəli:n] 去甲肾上腺素

oxyphil cell ['ɑ:ksifil sel] 嗜酸性细胞

oxytocin [ˌɔksi'təusin] 催产素

paracrine ['pærəkrin] 旁分泌

parafollicular cell [pærəfə'likjulə sel] 滤泡旁细胞

parathyroid hormone [ˌpærə'θairɔid 'hɔ:məun] 甲状旁腺激素

pars intermedia [pa:z ˌintə'mi:diə] 中间部

pars distalis [pa:z ˌdis'teilis] 远侧部

pars tuberalis [pa:z 'tju:bərælis] 结节部

pinealocyte ['piniələsait] 松果体细胞

pituicyte [pi'tjuisait] 垂体细胞

prolactin [prɔ'læktin] 催乳激素

releasing hormone [ri'li:siŋ 'hɔ:məun] 释放激素

releasing inhibiting hormone [ri'li:siŋ in'hibitiŋ 'hɔ:məun] 释放抑制激素

somatotroph [ˌsəumətəu'trɔuf] 生长激素细胞

target cell ['ta:git sel] 靶细胞

target organ ['ta:git 'ɔ:gən] 靶器官

thyroid follicle ['θairɔid 'fɔlikəl] 甲状腺滤泡

thyroid stimulating hormone ['θairɔid stimju:leitiŋ 'hɔ:məun] 促甲状腺激素

thyrotroph ['θairətrɔuf] 促甲状腺激素细胞

thyroxine [θai'rɔksin] 甲状腺素

vasopressin [ˌveizəu'presin] 加压素

zona fasciculata ['zəunə fə'sikjulətə] 束状带

zona glomerulosa ['zəunə 'gləumerju:ləusə] 球状带

zona reticularis ['zəunə ri'tikjuləris]　　　　　　　　　　　　网状带

第十八章　眼　和　耳
Eye and Ear

blind spot [blaind spɔt]　　　　　　　　　　　　　　　　盲点
central fovea ['sentrəl 'fəuviə]　　　　　　　　　　　　中央凹
choroid ['kɔːrɔid]　　　　　　　　　　　　　　　　　脉络膜
ciliary body ['siliəri 'bɔdi]　　　　　　　　　　　　　睫状体
cone cell ['kəun sel]　　　　　　　　　　　　　　　　视锥细胞
cornea ['kɔːniə]　　　　　　　　　　　　　　　　　　角膜
crista ampullaris ['kristə 'æmpuləriz]　　　　　　　　壶腹嵴
inner tunnel ['inə 'tʌnl]　　　　　　　　　　　　　内隧道
iris ['aiəris]　　　　　　　　　　　　　　　　　　虹膜
lens [lenz]　　　　　　　　　　　　　　　　　　　晶状体
macula lutea ['mækjulə 'ljuːtiə]　　　　　　　　　　黄斑
macula sacculi ['mækjulə 'sækjulai]　　　　　　　　球囊斑
macula utriculi ['mækjulə juːtrikjulai]　　　　　　椭圆囊斑
membranous labyrinth [mem'breinəs 'læbərinθ]　　　膜迷路
osseous labyrinth ['ɔsiəs 'læbərinθ]　　　　　　　骨迷路
phalangeal cell [fə'lændʒiəl sel]　　　　　　　　　指细胞
pillar cell ['pilə sel]　　　　　　　　　　　　　　柱细胞
retina ['retinə]　　　　　　　　　　　　　　　　　视网膜
rod cell [rɔd sel]　　　　　　　　　　　　　　　　视杆细胞
sclera ['skliərə]　　　　　　　　　　　　　　　　　巩膜
spiral organ [spaiərəl 'ɔːgən]　　　　　　　　　　螺旋器
visual cell ['vizjuəl sel]　　　　　　　　　　　　视细胞
vitreous body ['vitriəs 'bɔdi]　　　　　　　　　　玻璃体

第十九章　男性生殖系统
Male Reproductive System

acrosome ['ækrəusəum]　　　　　　　　　　　　　　顶体
androgen binding protein ['ændrədʒən baindiŋ 'prəutiːn]　　雄激素结合蛋白
blood-seminiferous tubule barrier [blʌd ˌsemi'nifəriəs 'tjuːbjul 'bæriə]　血-生精小管屏障
efferent duct ['efərənt dʌkt]　　　　　　　　　　输出小管
epididymal duct [ˌepi'didiməl dʌkt]　　　　　　　附睾管
epididymis ['epi'didimis]　　　　　　　　　　　　附睾
mediastinum testis ['miːdiæs'tainəm 'testis]　　　睾丸纵隔
myoid cell ['maiɔid sel]　　　　　　　　　　　　肌样细胞
primary spermatocyte ['praiməri 'spəːmətəuˌsait]　初级精母细胞

prostate ['prɔsteit]	前列腺
rete testis ['riːtiː 'testis]	睾丸网
secondary spermatocyte ['sekəndəri 'spəːmətəuˌsait]	次级精母细胞
seminiferous tubule [ˌsemi'nifərəs 'tjuːbjul]	生精小管
Sertoli cell [səˈtɔliː sel]	Sertoli 细胞
sperm [spəːm]	精子
spermatid ['spəːmətid]	精子细胞
spermatogenesis ['spəːmətəu 'dʒenisis]	精子发生
spermatogenic cell [ˌspəːmətəu'dʒenik sel]	生精细胞
spermatogenic epithelium [ˌspəːmətəu'dʒenik ˌepi'θiliəm]	生精上皮
spermatogonium [ˌspəːmətəu'gəuniəm]	精原细胞
sustentacular cell [sʌs'ten'tækjulə sel]	支持细胞
testis ['testis]	睾丸
tubulus rectus [ˌtjuːbjuləs ˌrektəs]	直精小管
tunica albuginea [tjuːnikə ælbju'dʒiniə]	白膜

第二十章　女性生殖系统
Female Reproductive System

active phase ['æktiv feiz]	活动期
atretic follicle [ə'trilzik 'fɔlikəl]	闭锁卵泡
basal layer ['beisəl leiə]	基底层
corona radiate [kə'rəunə 'reidieitə]	放射冠
corpus albicans ['kɔː pəs 'ælbikənz]	白体
corpus luteum ['kɔːpəs 'ljutiəm]	黄体
cortical granule ['kɔːtikəl 'grænjuːl]	皮质颗粒
cumulus oophorus ['kjuːmjuləs əuə'fərəs]	卵丘
endometrium [ˌendəu'miːtriəm]	内膜
follicular antrum [fə'likjulə 'æntrəm]	卵泡腔
follicular cell [fə'likjulə sel]	卵泡细胞
functional layer ['fʌŋkʃənəl 'leiə]	功能层
granular lutein cell ['grænjulə 'ljuːtin sel]	颗粒黄体细胞
hilus cell ['hailəs sel]	门细胞
interstitial gland [ˌintə'stiʃəl 'glænd]	间质腺
mammary gland ['mæməri 'glænd]	乳腺
mature follicle [mə'tjuə 'fɔlikəl]	成熟卵泡
menstrual cycle ['menstruəl 'saikl]	月经周期
menstrual phase ['menstruəl feiz]	月经期
menstruation ['menstru'eiʃən]	月经
myometrium [ˌmaiəu'miːtriəm]	子宫肌层

ovary['əuvəri]　　　　　　　　　　　　　　　　卵巢

oviduct ['əuvidəkt]　　　　　　　　　　　　　　输卵管

ovulation [ˌəuvju'leiʃen]　　　　　　　　　　　排卵

perimetrium [peri'miːtriəm]　　　　　　　　　子宫外膜

primary follicle ['praiməri ˌfɔlikəl]　　　　　　初级卵泡

primary oocyte ['praiməri ˌfɔlikəl]　　　　　　初级卵母细胞

proliferative phase [prəˌlifə'reitiv feiz]　　　　增生期

resting phase ['restiŋ feiz]　　　　　　　　　静止期

secondary follicle ['sekəndəri 'fɔlikəl]　　　　　次级卵泡

secretory phase [si'kriːtəri feiz]　　　　　　　分泌期

spiral artery ['spaiərəl 'aːtəri]　　　　　　　螺旋动脉

stratum granulosum ['streitəm ˌgræju'ləusəm]　颗粒层

superficial epithelium [ˌsjuːpə'fiʃəl ˌepi'θiːliəm]　表面上皮

theca folliculus ['θiːkə fə'likjuləs]　　　　　　卵泡膜

theca lutein cell ['θiːkə 'ljuːtiːn sel]　　　　　膜黄体细胞

uterine gland ['juːtərəs glænd]　　　　　　　子宫腺

vagina [və'dʒainə]　　　　　　　　　　　　阴道

zona pellucida ['zəunə pe'luːsidə]　　　　　　透明带

第二十一章　胚胎学总论
General of Embryology

acrosin ['ækrəsin]　　　　　　　　　　　　顶体素

acrosome reaction ['ækrəusəum ri'ækʃen]　　　顶体反应

afterbirth ['aːftəbəːθ]　　　　　　　　　　胞衣

allantois [ə'læntəuis]　　　　　　　　　　　尿囊

amnioblast [ˌæmniəu'blæst]　　　　　　　　羊膜细胞

amnion ['æmniən]　　　　　　　　　　　羊膜囊

amniotic cavity [ˌæmni'ɔtik 'kæviti]　　　　　羊膜腔

amniotic fluid [ˌæmni'ɔtik fluːid]　　　　　　羊水

amniotic membrane [ˌæmni'ɔtik 'membrein]　　羊膜

anchoring villus ['æŋkəriŋ 'viləs]　　　　　　固定绒毛

anencephaly [ˌænen'sefəli]　　　　　　　　无脑儿

anterior neuropore ['æn'tiəriə 'njuərəpəː]　　　前神经孔

apoptosis [ˌæpɔp'təusis]　　　　　　　　　细胞凋亡

artificial insemination [ˌaːtifiʃəl inˌsemi'neiʃən]　人工授精

bilaminar germ disc [bai'læminə dʒəːm disk]　胚层、胚盘

blastocoele ['blæstəusiːl]　　　　　　　　　胚泡腔

blastocyst ['blæstəusist'kæviti]　　　　　　　胚泡

blastocyst cavity ['blæstəusist 'kæviti]　　　　胚泡腔

blastomere ['blæstəumiə]   卵裂球

blood island [blʌd 'ailənd]   血岛

body stalk ['bɔdi stɔːk]   体蒂

buccopharyngeal membrane [ˌbʌkəfə'rindʒiəl 'membrein]   口咽膜

capacitation [kəˌpæsi'teiʃən]   获能

chorion carcmoma ['kɔːriən ˌkaːsi'nəumə]   绒毛膜上皮癌

chorion frondosum ['kɔːriən 'frɔndəusəm]   丛密绒毛膜

chorion laeve ['kɔːriən 'liːv]   平滑绒毛膜

chorion ['kɔːriən]   绒毛膜

chorionic plate ['kɔːriənik pleit]   绒毛膜板

cleavage ['kliːvidʒ]   卵裂

cloacal membrane [klə'ækəl 'membrein]   泄殖腔膜

coagulation plug [kəuˌægju'leiʃən plʌg]   凝栓

conjoined twins [kən'dʒɔind twinz]   联体双胎

cortical granule ['kɔːtikəl 'grænjuːl]   皮质颗粒

cortical reaction ['kɔːtikəl ri'ækʃen]   皮质反应

cytotrophoblast cell column [ˌsaitəu'trɔfəblæst sel 'kɔləm]   细胞滋养层细胞柱

cytotrophoblast [ˌsaitəu'trɔfəblæst]   细胞滋养层

cytotrophoblast shell [ˌsaitəu'trɔfəblæst ʃel]   细胞滋养层壳

decapacitation factor [dikəˌpæsi'teiʃen 'fæktə]   去获能因子

decidual basalis [di'sidjuəl 'beisəliz]   底蜕膜

decidual capsularis [di'sidjuəl 'kæpsjulɛəris]   包蜕膜

decidual cell [di'sidjuəl sel]   蜕膜细胞

decidual parietalis [di'sidjuəl pə'raitəlis]   壁蜕膜

decidual response [di'sidjuəl ris'pɔns]   蜕膜反应

decidua [di'sidjuə]   蜕膜

dizygotic twins [ˌdaizi'gɔtik twinz]   双卵双生

ectoderm ['ektədəlm]   外胚层

embryo transfer,ET ['embriəu 'trænsfəː]   胚胎移植

embryology [ˌembri'ɔlədʒi]   胚胎学

embryonic disk [ˌembri'ɔnik disk]   胚盘

embryonic germ cell [ˌembri'ɔnik dʒəːm sel]   胚胎生殖细胞

embryonic induction [ˌembri'ɔtik in'dʌkʃə]   胚胎诱导

embryonic period [ˌembri'ɔtik 'piəriəd]   胚期

embryonic stem cell [ˌembri'ɔtik stem sel]   胚胎干细胞

endoderm ['endədəːm]   内胚层

epiblast ['epibləst]   上胚层

exocelomic membrane [ˌeksəsi'ləumik 'membrein]   胚外体腔膜

extraembryonic coelom [ˌekstrəˌembri'ɔnik 'siːləm]   胚外体腔

extraembryonic mesoderm [ˌekstrəˌembriˈɔnik ˈmezədəm] 胚外中胚层

extraembryonic somatopleuric mesoderm

    [ˌekstrəˌembriˈɔnik ˌsəumətəˈpluərik ˈmezədəm] 胚外体壁中胚层

extraembryonic splanchnopleuric mesoderm

    [ˌekstrəˌembriˈɔnik ˈsplæŋknəpluərik ˈmezədəm] 胚外脏壁中胚层

false knot of cord [fɔːls nɔt əv kɔːd] 脐带假结节

female pronucleus [ˈfiːmeil prəuˈnjuːkliəs] 雌原核

fertilization [ˌfəːtilaiˈeiʃen] 受精

fertilization in vitro，IVF [ˌfəːtilaiˈzəiʃən in vitrə] 体外受精

fertilized ovum [ˈfətilaizd ˈəuvəm] 受精卵

fetal membrane [ˈfiːtəl ˈmembrein] 胎膜

fetal period [ˈfiːtəl ˈpiəriəd] 胎儿期

foregut [ˈfɔːgʌt] 前肠

free villus [friː ˈviləs] 游离绒毛

gamete [ˈgæmiːt] 配子

germ cell [ˈdʒəːm sel] 生殖细胞

human chorionic thyrotropin，HCT [ˈhjuːmən ˌkɔriˈɔnik θairənˈtrəpin] 人绒毛膜促甲状腺激素

head fold [hed fəuld] 头褶

head process [hed ˈprəuses] 头突

hindgut [ˈhaindgət] 后肠

histo-induction [ˌhistəuinˈdʌkʃən] 组织诱导

Hofbauer cell [ˈhɔfbauə sel] 霍夫包尔细胞

human chorionic adrenocorticotrophic hormone，HCATH

    [ˈhjuːmən ˌkɔriˈɔnik æˌdriːnəuˌkɔːtikəuˈtrɔfik ˈhɔːməun] 人绒毛膜促肾上腺皮质激素

human chorionic gonadotropin，HCG [ˈhjuːmən ˌkɔriˈɔnik ˌgɔnədəuˈtrəupin]

    人绒毛膜促性腺激素

human chorionic somatomammotropin，HCS

    [ˈhjuːmən ˌkɔriˈɔnik ˌsəumətəˌmæməˈtrəupin] 人绒毛膜促乳腺生长激素

human placental estrogen，HPE [ˈhjuːmən pləˈsentəl ˈestrədʒən] 人胎盘雌激素

human placental lactogen，HPL [ˈhjuːmən pləˈsentəl ˈlæktədʒən] 人胎盘催乳素

human placental progesterone，HPP [ˈhjuːmən pləˈsentəl prəˈlæktin] 人胎盘孕激素

human placental prolactin [ˈhjuːmən pləˈsentəl prəˈlæktin] 人胎盘促乳素

hydatidiform mole [ˌhaidəˈtidifɔːm məul] 水泡样胎块

imbed [imˈbed] 着床

implantation [ˌimplaːnˈteiʃen] 植入

inner cell mass [ˈinə sel mæs] 内细胞群

intermediate mesoderm [ˌintəˈmiːdiət ˈmezədəm] 间介中胚层

intervillous space [ˌintəˈviləs speis] 绒毛间腔

intraembryonic coelom [ˌintrəˌembriˈɔnik ˈsiːləm] 胚内体腔

intraembryonic mesoderm [ˌintrəˌembriˈɔnik ˈmezədəm] 胚内中胚层

lateral fold [ˈlætərəl fəuld] 侧褶

lateral mesoderm [ˈlætərəl ˈmezədəm] 侧中胚层

male pronucleus [meil prəuˈnjuːkliəs] 雄原核

Meckel's diverticulum [ˈmekəls ˈdaivəˈtikjuləm] 梅克尔憩室

mesoderm [ˈmezədəm] 中胚层

microinjection of spermatozoa [ˌmaikrəuinˈdʒekʃən əv ˌspəːmətəuˈəuə] 精子显微注射法

midgut [ˈmidˌgʌt] 中肠

mixed multiple birth [ˈmikst ˈmʌltipl bəːθ] 混合性多胎

monospermy [ˈmɔnəuspəːmi] 单精受精

monozygotic multiple birth [ˌmɔnəziˈgɔtik ˈmʌltipl bəːθ] 单卵多胎

monozygotic twins [ˌmɔnəziˈgɔtik twinz] 单卵双生

morphogenesis [ˌmɔːfəˈfəˈdʒenisis] 形态发生

morula [ˈmɔːrulə] 桑葚胚

multiple birth [ˈmʌltipl bəlθ] 多胎

neural crest [ˈnjuərəl krest] 神经嵴

neural ectoderm [ˈjueərəl ˈektədəːm] 神经外胚层

neural fold [ˈnjuərəl fəuld] 神经褶

neural groove [ˈnjuərəl gruːv] 神经沟

neural plate [ˈnjuərəl pleit] 神经板

neural tube [ˈnjuərəl tjuːb] 神经管

notochord [ˈnəutəkɔːd] 脊索

oligohydramnios [ˌɔligəuhaiˈdræmniɔs] 羊水过少

oropharyngeal membrane [ˌɔːrəˈfæridʒiəl ˈmembrein] 口咽膜

ovum [ˈəuvəm] 卵子

paraxial mesoderm [pæˈræksiəl ˈmezədəm] 轴旁中胚层

perinatal period [ˌperiˈneitəl ˈpiəriəd] 围生期

placenta previa [pləˈsentə ˈprilviə] 前置胎盘

placenta [pləˈsentə] 胎盘

placental barrier [pləˈsentl ˈbæriə] 胎盘屏障

placental membrane [pləˈsentl ˈmembrein] 胎盘膜

placental septa [pləˈsentl ˈseptə] 胎盘隔

placental sinus [pləˈsentl ˈsainəs] 胎盘血窦

polar trophoblast [ˈpəulə ˈtrɔfəblæst] 极端滋养层

polyhydramnios [ˌpɔlihaiˈdræmniɔs] 羊水过多

polyspermy [ˌpɔliˈspəːmi] 多精受精

posterior neuropore [pəusˈtiəriə ˈnjuərəpɔ] 后神经孔

pre-embryonic period [priˌembriˈɔnik ˈpiəriəd] 胚前期

primary villus [ˈpraiməri ˈviləs] 初级绒毛

primary yolk sac ['praiməri jəulk sək]	初级卵黄囊
primitive groove ['primitiv gruəv]	原沟
primitive gut ['primitiv gʌt]	原始消化管
primitive knot ['primitiv nɔt]	原结
primitive pit ['primitiv pit]	原凹
primitive streak ['primitiv strek]	原条
secondary villus ['sekəndəri 'viləs]	次级绒毛
secondary yolk sac ['sekəndəri jəulk sæk]	次级卵黄囊
somatic mesoderm [səu'mætik 'meədəm]	体壁中胚层
somite ['səumait]	体节
sperm-oocyte membrane fusion [spə:m 'əuəsait 'membrein 'fju:ʒən]	精卵质膜融合
splanchnic mesoderm [ˌsplæŋknik 'meədəm]	脏壁中胚层
superovulation [ˌsju:pə'rɔvju'leiɑɪn]	超排卵
syncytiotrophoblast [sinˌsitiə'trɔfəblæst]	合体细胞
tail fold [teil fəuld]	尾褶
teratology [ˌterə'tɔlədʒi]	畸形学
tertiary villus ['tə:ʃəri 'viləs]	三级绒毛
test tube baby [test tju:b 'beibi]	试管婴儿
trilaminar germ disc [trai'læminə 'dʒə:m disk]	三胚层胚盘
trophoblast ['trɔfəblwst]	滋养层
true knot of cord [tru: nɔt əv kɔ:d]	脐带真结节
umbilical coelom [əm'bilikəl 'si:ləm]	脐腔
umbilical cord [əm'bilikəl kɔ:d]	脐带
urachus ['juərækəs]	脐尿管
vitelline duct [vai'telin dʌkt]	卵黄管
vitelline stalk [vai'telin stɔ:k]	卵黄蒂
yolk sac [jəulk sək]	卵黄囊
yolks talk [jəulk stɔ:k]	卵黄蒂
zona reaction ['zəunə ri'əkʃən]	透明带反应
zygote ['zaigəut]	合子
human chrionic gonadotropin，HCG ['hju:mən ˌkɔri'ɔnik ˌgɔnədəu'trəupin]	
	人绒毛膜促性腺激素
human chorionic somatomammotrophin，HCS ['hju:mən ˌkɔri'ɔnik ˌsəumətə'mæmə'trəupin]	人绒毛膜促乳腺生长激素
extraembryonic somatopleuric mesoderm [ˌekstrəˌembri'ɔnik ˌsəumətə'pluərik 'mesoderm]	胚外体壁中胚层
extraembryonic splanchnopleuric mesoderm [ˌekstrəˌembriɔnik 'splæŋknəpluərik 'mezədəm]	胚外脏壁中胚层

第二十二章　颜面形成与消化、呼吸系统发生
Development of Face and Limbs，　Digestive and Respiratory System

cleft lip〔kleft lip〕	唇裂
cleft palate〔'kleft 'pælit〕	腭裂
frontonasal process〔frʌntəu'neizəl 'prəuses〕	额鼻突
lateral nasal process〔'lætərəl 'neizəl prə'ses〕	外侧鼻突
lateral palatine process〔'lætərəl 'pælətain prə'ses〕	外侧腭突
limb bud〔lim bʌd〕	肢芽
mandibular process〔mæn'dibjulə prə'ses〕	下颌突
maxillary process〔mæk'siləri prə'ses〕	上颌突
median nasal process〔'mi:djən 'neizəl prə'ses〕	内侧鼻突
median palatine process〔'mi:djən 'pælətain prə'ses〕	正中腭突
nasal pit〔'neizəl blit〕	鼻窝
nasal placode〔'neizəl 'plækəud〕	鼻板
oblique facial cleft〔ə'bli:k'feiʃəll kleft〕	面斜裂
oropharyngeal membrane〔'ɔ:rəuˌfærin'membrein〕	口咽膜
stomodeum〔ˌstəumə'di:əm〕	口凹
anal membrane〔'einl 'membrein〕	肛膜
anal pit〔'einl pit〕	肛凹
cecal bud〔'si:kəl bʌd〕	盲肠突
cloaca〔kləu'eikə〕	泄殖腔
congenital umbilical hernia〔kənˌdʒenitəl ˌʌmbi'likəl 'hə:njə〕	先天性脐疝
cloaca membrane〔kləu'eikəl 'membrein〕	泄殖腔膜
dorsal pancreas bud〔'dɔ:səl 'pæŋkriəs bʌd〕	背胰芽
hepatic diverticulum〔hi'pætik ˌdaivə:'tikjuləm〕	肝憩室
imperforate anus〔impə:fərit 'einəs〕	不通肛
midgut loop〔'midˌgʌt lu:p〕	中肠祥
pharyngeal pouch〔ˌfærin'dʒi:əl pautʃ〕	咽囊
primitive gut〔'primitiv gʌt〕	原始消化管
thyroglossal cyst〔ˌθairo'glɔsəl 'fɔlikl〕	甲状舌管囊肿
thyroglossal duct　〔ˌθairo'glɔsəl dʌkt〕	甲状舌管
umbilical coelom〔ˌʌmbi'laikəl 'si:ləm〕	脐腔
umbilical fistula〔ˌʌmbi'likəl 'fistjulə〕	脐粪瘘
urogenital membrane〔ˌjuərəu'dʒenitl 'membrein〕	尿生殖窦膜
urogenital sinus〔ˌjuərəu'dʒenitl 'sainəs〕	尿生殖窦
urorectal septum〔juərəu'rektəl 'septəm〕	尿直肠隔
ventral pancreas bud〔'ventrəl 'pæŋkriəs bʌd〕	腹胰芽
hyaline membrane disease〔'haiəlin 'membrein di'zi:z〕	透明膜病

laryngotracheal fiverticulum [ˌlərinɡəuˌtrəˈkiəl ˌdaivəˈtikjuləm]	喉气管憩室
laryngotracheal groove [ˌlərinɡəuˌtrəˈkiəl gru:v]	喉气管沟
lung bud [lʌŋ bʌd]	肺芽
tracheoesophageal fistula [trəˈki:əiˈsəfəˈdʒiəl ˈfistjulə]	气管食管瘘
tracheoesophageal septum [ˌtreikiəui:səfəˈdʒi:əl ˈseptəm]	气管食管隔

第二十三章　泌尿、生殖系统的发生
Development of Urogenital System

agenesis of kidney [əˈdʒenisis əv ˈkidni]	肾缺如
double ureter [ˈdʌbl juəˈri:tə]	双输尿管
ectopic kidney [epˈtəpik ˈkidni]	异位肾
genital ridge [ˈdʒenitl ridʒ]	生殖腺嵴
horseshoe kidney [ˈhɔ:sʃu: ˈkidni]	马蹄肾
mesonephric duct [ˌmesəunefrik dʌkt]	中肾管
mesonephric redge [ˌmesəunefrik]	中肾嵴
mesonephric tubule [ˌmesəunefrik ˈtju:bju:l]	中肾小管
mesonephros [ˌmesəuˈnefrəs]	中肾
metanephrogenic tissue [metəniˈfrədʒenik ˈtisju:]	生后肾组织
metanephros [ˌmətəˈnefrəs]	后肾
nephrogenic cored [ˌnefrəuˈdʒenik kɔ:d]	生肾索
nephrotome [ˈnefrətəum]	生肾节
polycystic kidney [pəliˈsistik ˈkidni]	多囊肾
pronephric duct [ˌprəuˈnefrik dʌkt]	前肾管
pronephric tubule [ˌprəuˈnefrik ˈtju:bju:l]	前肾小管
pronephros [ˌprəuˈnefrəs]	前肾
urachal fistula [ˈjuərəkək ˈfistjulə]	脐尿瘘
ureteric bud [ˌjuəriˈterik bʌd]	输尿管芽
urogenital ridge [juərəuˈdʒenitl ridʒ]	尿生殖嵴
atresia of vagina [əˈtrilsiə əv vəˈdʒainə]	阴道闭锁
bicornuate uterus [baiˈkɔnnjueit ˈju:tərəs]	双角子宫
congenital inguinal hernia [kənˈdʒenitəl ˈiŋgwinəl ˈhə:njəl]	先天性腹股沟疝
cortical cord [ˈkɔ:tikəl kɔ:d]	次级性索
cryptorchidism [kripˈtɔ:kidizm]	隐睾
double uterus [ˈdʌbl ˈju:tərəs]	双子宫
primary sex cord [ˈpraiməri seks kɔ:d]	初级性索
primordial germ cell [praiˈmɔdjəl dʒə:m sel]	原始生殖细胞
testis cord [ˈtestis kɔ:d]	睾丸索

第二十四章　心血管系统发生
Development of Cardiovascular System

aortico-pulmonary septum [eiˌɔtikəˈpʌlmənəri ˈseptəm] 　主动脉肺动脉隔

atrial septal defect [ˈaːtriəl ˈseptl diˈfekt] 　房间隔缺损

atrioventricular canal [ˌeitriəuvenˈtrikjulə kəˈnæl] 　房室管

atrium [ˈaːtriəm] 　心房

blood island [blʌd ˈailənd] 　血岛

cardiac jelly [ˈkaːdiæk ˈdʒeli] 　心胶质

cardiac tube [ˈkaːdiæk ˈtjuːb] 　心管

cardiogenic cord [ˌkaːdiəurdʒenik kɔːd] 　生心索

dorsal mesocardium [ˈdɔsəl ˌmesəukaːdiəm] 　心背系膜

endocardial cushion [ˈendəuˌkaːdiəl ˈkuʃən] 　心内膜垫

foramen ovale [fəˈreimen ˈəuvəl] 　卵圆孔

interventricular foramen [ˌintəventrikjulə fəˈreimen] 　室间孔

membranous ventricular septum [membreinəs venˈtrikjulə ˈseptəm] 　膜性室间隔

muscular ventricular septum [ˈmɑsjhykə venˈtrikjulə ˈseptəm] 　肌性室间隔

myocardial mantle [ˌmaiəukaːdiəl] 　心肌外套层

patent ductus arteriosus [ˈpeitənt dʌktəs ˈaːtiriəusəs] 　动脉导管未闭

patent oal foramen [ˈpeitənt ˈəuvəl fəˈreimen] 　卵圆孔未闭

pericardiac coelom [ˌperikaːdiæk ˈsiːləm] 　围心腔

tetralogy of fallot [teˈtrælədʒi əv ˈfɔːˈlaut] 　法洛四联症

ventricle [ˌventrikl] 　心室

ventricular septal defect [venˈtrikjulə ˈseptl diˈfekt] 　室间隔缺损

（郝利铭）